Samuel Hahnemann Samuel Hahnemann

Lage & Roy

Ravi Roy
Carola Lage-Roy

HOMÖOPATHISCHER RATGEBER

Grundlagenwissen

Lage & Roy

Impressum: Homöopathischer Ratgeber
Grundlagenwissen

Hörnleweg 36, D-82418 Murnau
Tel. 08841/44 55 Fax 42 98
Druck: Druckerei Späthling, 95163 Weißenstadt
1. Auflage 1990 - 2. Auflage 1993
3. Auflage März 1997 - 4. Auflage Oktober 1997

ISSN: 0941-4843 ISBN: 3-929108-12-7

Inhalt

Die Grundlagen der Homöopathie in der Essenz

TEIL I
Die grundlegenden Gedanken der Homöopathie können wir mit den folgenden sieben Punkten erfassen.

1. Das Ziel der Homöopathie
2. Die Art und Weise, das Ziel zu erreichen
3. Die Kenntnisse, um das Ziel zu erreichen
4. Die Kenntnisse der Hindernisse auf dem Weg zum Ziel
5. Die Kunst, die Hindernisse zu beseitigen
6. Das grundlegende Prinzip, um das zu bewerkstelligen
7. Die Folgen der Nichtbeachtung dieses Prinzips

Die Grundlagen der Homoöpathie sind von Hahnemann in seinem Opus magnum „Das Organon der Heilkunst" erfaßt worden. In der Einleitung schildert Hahnemann die große Verwirrung, die damals auf dem Gebiet der Heilkunde herrschte. Diese Unklarheit ist auch heute immer noch nicht überwunden worden. In seinem ersten Paragraphen legt Hahnemann ganz deutlich das Ziel eines Heilkünstlers fest.

1. Das Ziel der Homöopathie

Der Heilkünstler hat ein hohes und alleiniges Ziel, nämlich kranke Menschen zu heilen. Dieses Ziel kann er verwirklichen, wenn er den Kern und die Ursache des Leidens beseitigt. Es ist seine Verantwortung, in jedem einzelnen Fall die Ursache des Leidens herauszufinden und sie durch die Anwendung klarer und deutlicher Prinzipien aufzulösen. Spekulationen haben keinen Platz in der Wissenschaft, geschweige denn in diesem heiligen Beruf, dessen Aufgabe es ist, sich mit der Gesunderhaltung und Heilung von Menschen, Tieren und Pflanzen zu beschäfigen.
Alle Methoden, die mit den Symptomen in den vier Krankheitsebenen (mental, emotional, ätherisch und physisch) herumspielen, sie verschieben, entfernen oder manipulieren, haben mit dem Ziel der Heilung nichts zu tun. Ein wahrer Arzt (Heilkünstler) hat stets die Ursache und den Kern der Krankheit des Patienten vor seinem Auge. In dem großen indischen Epos „Mahabharata" finden wir eine treffende Geschichte: Als der Meister seine Schüler bei einer Prüfung, wobei ein ausgestopfter Vogel auf einem Baum

mit Pfeil und Bogen zu treffen war, fragte: „Was seht ihr?" erzählten sie vom Himmel, vom Baum, von den Blättern, vom Vogel, von seinen Federn usw. Am Ende wendete sich der Meister seinem Lieblingsschüler Ardschun zu, der die ganze Zeit schweigsam dastand. „Was siehst du denn Ardschun?" „Ich sehe nur das Auge des Vogels", anwortete er. Diese Antwort zeigt uns, worum es bei einer Sache geht: Genauso geht es bei einem Schwertkampf darum, den Gegner zu treffen, und nicht gegen sein Schwert zu schlagen.

2. Die Art und Weise, das Ziel zu erreichen

Es ist die Aufgabe des Heilers, die Heilung auf die schnellste, sanfteste und sicherste Art und Weise zu erzielen. Um dies tun zu können, müssen die Prinzipien klar und deutlich erkennbar sein. Es ist nicht seine Aufgabe, mit irgendwelchen Vermutungen bei den Kranken zu experimentieren. Alle solchen Versuche sollte er nur an seinem eigenen Leib durchführen. Jedoch müssen auch diese Experimente auf einer soliden Basis beruhen.
Mit keinem Recht darf er an Tieren Versuche machen. Das Leiden der Tiere ist der Spiegel seines eigenen Unvermögens und seiner eigenen krankmachenden Struktur. Dies birgt nichts Heilsames in sich, sondern nur Krankmachendes.

3. Welche Kenntnisse sind nötig, um das Ziel zu erreichen?

a) Ein gründliches und ausführliches Verständnis über das Leben an sich.
b) Ein umfassendes Wissen über alles, was den Lebensfluß stören kann und dadurch Leiden in das Leben der Menschen bringt. Dies bedeutet ein Verständnis aller krankmachenden Einflüsse und Agenzien sowie der Krankheiten zu haben.
c) Die Kenntnis der Arzneimittellehre, die durch das Verinnerlichen des Wesens aller Substanzen, die der Homöopath für die Heilung benutzen will, erreicht wird.
d) Die Verinnerlichung aller homöopathischen Regeln und Prinzipien, damit wir unsere Kenntnisse der Arzneisubstanzen bei den Krankheitszuständen gezielt anwenden können, um die optimale Heilwirkung zu bewirken.

Diese Prinzipien beinhalten:
- die Ähnlichkeitsregel
- die Regeln der Potenzwahl
- die Dosierungsregeln
- die Wiederholungsrege

4. Was müssen wir über die Hindernisse auf dem Weg zur Heilung wissen?

Auf dem Weg der Heilung können die vielfältigsten Hindernise für den weiteren Fortschritt auftauchen. Sie liegen in der Lebensweise des einzelnen und sind immer ganz individuell, so daß eine bestimmte Lebensweise für einen Menschen überhaupt keine Schwierigkeit macht, wogegen ein anderer durch sie völlig behindert sein kann. Diese Hindernisse befinden sich in einem oder mehreren der vier niedrigen Körper des Menschen. So könnte sich beispielsweise ein Mensch durch eine bestimmte Denkweise an seiner eigenen Heilung blockieren.

5. Wie sieht die Kunst aus, die Hindernisse zu beseitigen?

Wenn eine bestimmte Denk-, Handlungs- oder Lebensweise zu so einer starken Gewohnheit geworden ist, daß der Mensch davon abhängig wird, dann blockiert ihn dies in dem Maße, wie er davon abhängig ist. Das grundlegende Prinzip Blockaden zu beseitigen heißt:

Die negative Gewohnheit durch den positiven Aspekt ersetzen.

Gleichzeitig soll das Bewußtsein über diese Gewohnheit geweckt werden, um ihr entgegenzuwirken. Jedoch sollte sie nicht mit Willenskraft unterdrückt werden, sondern immer aus dem Verständnis heraus, besser leben zu wollen. Der Weg, die behinderlichen Gewohnheiten aufzugeben, liegt in der täglichen Reduzierung der Kraft der Gewohnheit.

Ein ganz einfaches Beispiel von Hahnemann wird uns dies klarmachen:
Ein Alkoholiker, der vom Alkohol wegkommen möchte, soll sein Gläschen Wein täglich mit einem Quentchen mehr Wasser verdünnen, bis eines Tages nur noch reines Wasser im Glas ist.

Der positive Aspekt von Wein und Alkohol allgemein besteht in der Offenheit gegenüber allem. Diesen Aspekt sollte der Weintrinker bewußt immer mehr durch tägliches Üben in sein Leben integrieren. Damit er letztlich seine Abhängigkeit, nur durch den Wein offen sein zu können, mit dem echten Offensein ersetzen kann. Oft spielen jedoch mehrere Faktoren bei einer Gewohnheit eine Rolle. Um unerfreuliche Rückfälle, die einem die Hoffnung und Begeisterung nehmen, zu vermeiden, sollte man immer den schwächsten Punkt zuerst angehen bzw. stärken. Dabei sollten die Stärken des eigenen Charakters voll eingebracht werden, um die notwendige Disziplin aufbringen zu können. Lob und positive Affirmationen spielen auch hier eine wichtige Rolle. Gleichzeitig sollte man immer zusätzlich mit der Behandlung der miasmatischen Hintergründe den Weg ebnen.

6. Wie lautet das grundlegende Prinzip der Homöopathie?

Es lautet: **Similia similibus curantur.**
Ähnliches wird durch Ähnliches geheilt.

Eine positive ähnliche Kraft beseitigt stets die negative krankmachende Kraft, wenn sie in ihrer Stärke der negativen überlegen ist.

7. Was passiert, wenn das Ähnlichkeitsgesetz nicht beachtet wird?

Es gibt hier drei Möglichkeiten:

a) *Ist die unähnliche, von außen einwirkende Kraft (Arzneimittel) schwächer als die krankmachende im Organismus, dann wird sie abgestoßen.* Sehr kranke Menschen werden nicht akut krank, da die von außen kommenden Krankheiten abgestoßen werden. Erst wenn sie gesünder werden, werden sie von akuten Erkrankungen befallen.

b) *Ist die entgegengesetzte, von außen eindringende Kraft stärker als die im Körper vorhandene Kraft, dann unterdrückt sie die krankmachende Kraft im Organismus.* Der Krankheitszustand wird solange außer Kraft gesetzt, bis die von außen eingetretene Kraft ausgewirkt hat. Danach steigt die krankmachende Kraft im Organismus in dem Maße, wie sie unterdrückt worden war, wieder hoch. Aus diesem Grund muß die unterdrückende Kraft immer stärker eingesetzt werden, bis sie entweder den Körper auslöscht oder irgendwann nicht mehr unterdrücken kann. Kräftige Menschen werden z.B. resistent gegen Penicillin, die schwächeren sterben an den Auswirkungen. Die Zerstörung, die durch Unterdrückungen geschieht, ist maßlos. Auch positive Kräfte, die nicht ähnlich sind, unterdrücken genauso und stoppen den Fortschritt des Menschen solange, bis sie wieder durch Erkenntnis behoben werden. Es mag dabei keine Zerstörung stattfinden, aber sie dienen dem Zweck des Lebens nicht. Durch eine Kraft, die zwar mit dem größten Bemühen und Wohlwollen eingesetzt wird, aber unähnlich ist, wird sich ein Kranker zwar aufgenommen und geborgen fühlen, aber er wird seine Krankheit nicht los. Auch die Liebe muß unterscheiden, was für einen gut ist oder nicht, muß individualisieren, muß mit Wissen eingesetzt werden.

c) *Ist die entgegengesetzte Kraft gleich stark, so wird sie entweder abgestoßen oder stellt sich neben die krankmachende Kraft und entwickelt ihre eigene Regie im Körper.* Manchmal steht dann die eine Kraft im Vordergrund und manchmal die andere. So ist es mit den Miasmen, den sieben krankmachenden Grundmustern im Menschen. Sie sind zu irgendeinem Zeitpunkt in den Körper eingedrungen, aber sie sind sich nicht ähnlich. Jede hat ihren Platz, und sie leben nebeneinander.

TEIL II
Die praktische Anwendung des Prinzips beinhaltet die folgenden Punkte:

1. Die Anamnese (Fallaufnahme)
2. Die Analyse der Fallaufnahme und die Festlegung des Grundzustandes bzw. der Kernsymptomatik
3. Die Erstellung einer Arzneimittellehre und die Ausarbeitung des Wesens und der Kernsymptomatik des Mittels
4. Die Handhabung des Repertoriums und die Repertorisation
5. Das Festlegen des Similimums
6. Die Verordnung des Mittels
7. Die Beobachtung der Wirkung des Mittels

1. Die Anamnese

Unter der homöopathischen Anamnese versteht man ein Gespräch des Therapeuten mit dem Patienten, welches das Ziel hat, den Kern des Krankheitszustandes zu erfassen. Dieser Krankheitszustand ist nicht getrennt von dem Menschen, sondern ein integrierter Teil seiner Funktionen und seines Lebensausdrucks auf allen Ebenen. Aus diesem Grund werden alle Erscheinungen vorurteilslos als einfache Abweichungen von dem optimalen Gesundheitszustand betrachtet, ohne sie als anomal zu beurteilen.

Die Voraussetzungen für eine Fallaufnahme

a) Die erste Voraussetzung, um eine brauchbare homöopathische Anamnese erstellen zu können, verlangt von uns als Therapeuten das Freisein in diesem Moment von irgendwelchen Vorurteilen, Meinungen oder Anschauungsweisen. Jede Äußerung ist für sich zu betrachten, ohne sie mit irgendwelchen Äußerungen bei anderen Menschen zu vergleichen.

b) Die zweite Voraussetzung ist die rigorose Disziplin in der Beachtung der Regeln.

c) Die dritte Voraussetzung ist die Ausübung der Geduld.

Die Regeln, die von Hahnemann für eine homöopathische Anamnese aufgestellt worden sind, lauten folgendermaßen:

1. Regel:
Der Patient wird aufgefordert, seinen Krankheitszustand zu erzählen, wobei er nicht unterbrochen werden soll. Hahnemanns Rat, den Patienten, wenn er abschweift, wieder sanft zum Thema zurückzubringen, ist heute nicht mehr so strikt zu befolgen, weil wir inzwischen ein viel tieferes Wissen über die Arzneimittellehre haben. Im Grunde genommen zeigt uns die Art und Weise seines Abweichens wie das Kernmuster des Patienten beschaffen ist.

2. Regel:
Wenn der Kranke einen bestimmten Punkt beendet hat, helfen wir ihm durch gezielte Fragen, diesen Punkt noch tiefer zu erläutern. Wenn in der Erzählung Fragen offen bleiben, merken wir uns diese, um hier später weitere Fragen stellen zu können. Hat er uns z.B. von seinem Streß und Problemen bei der Arbeit erzählt, daß er in letzter Zeit leicht reizbar und nervös geworden ist, dann fehlen uns viele Informationen, z.B. was genau den Streß bei ihm ausmacht, wie er auf den Streß reagiert, welche Situationen es sind, die ihn aus der Fassung bringen.

Wir stellen jedoch nur eine der vielen Fragen und zwar diejenige, die uns am relevantesten zu diesem Thema erscheint, und so verfahren wir immer weiter, bis wir ein gutes und deutliches Bild von seiner Lebenssituation haben. Durch diese Technik des gezielten Fragens können sich viele unnötige Fragen erübrigen. Zwingen Sie den Patienten nicht in eine bestimmte Richtung, die Sie von Streß, Gereiztheit usw. in ihrer Vorstellung haben, wie z.B. daß Sie sich auslassen über den Streß mit den Chefs in der heutigen Zeit.

3. Regel:
Stellen Sie die Fragen immer so allgemein wie möglich. Wenn der Patient z.B. sagt: „Zuhause gibt es wenig, was mich ärgert!", so sollten Sie die Frage nicht folgendermaßen stellen: „Also zuhause ärgern Sie sich wenig in ähnlichen Situationen?" Diese Frage wird wenig dienlich sein, um weitere Informationen zu erhalten, da der Patient sie entweder bejaht oder verneint. Am besten wäre es, den Patienten gleich über seine Gesamtsituation zuhause erzählen zu lassen.
In dieser Weise gehen wir alles Relevante und Wichtige durch. Wir lassen es uns ausführlich beschreiben und vervollständigen es durch Details. Je differenzierter wir eine bestimmte Äußerung herauskristallisieren, um so mehr können wir zum Verständnis seines inneren Wesens sowie über seine Beziehung zu den krankmachenden Grundmustern den Miasmen herausfinden. Wenn wir die relevante Latenz oder Aktivität der Miasmen in einem Menschen erfaßt haben, kann eine richtige homöopathische Behandlung durchgeführt werden.

2. Die Analyse der Fallaufnahme

Die Analyse des Falles bedeutet festzustellen, welches Miasma bzw. Miasmen im Vordergrund stehen. Es sollten dann die Symptome, die zu dem vordergründigen Zustand gehören, erfaßt werden. Nun sollten wir aus diesen Symptomen den Kern der Gesamtproblematik des Kranken festlegen.

3. Die Erstellung einer Arzneimittellehre und die Ausarbeitung des Wesens und der Kernsymptomatik des Mittels

Dies geschieht in vielen Phasen, und wird mit der Hilfe von unzähligen Menschen zusammengestellt.

Die erste Phase besteht aus dem *Protokollieren der Reaktionen* eines Organismus auf eine bestimmte Arzneisubstanz. Dies nannte Hahnemann die Arzneimittelprüfung. Für diesen Zweck ist es wichtig, daß der Prüfer ein sensibler Mensch ist und mit einer guten Beobachtungsgabe ausgestattet ist. Ferner ist es wichtig, daß er sich einer mehr oder weniger guten Gesundheit erfreut, ansonsten können die Prüfungssymptome verwaschen werden. Weiterhin muß eine gewisse Selbstlosigkeit vorhanden sein, um die Strapazen der Prüfungen zum Wohle der Leidenden durchhalten zu können.

Die zweite Phase besteht aus der *Analyse aller Symptome*, die bei den verschiedensten Prüfern entwickelt worden sind. Die zuverlässigsten Symptome werden herauskristallisiert, soweit wie möglich näher beschrieben, und es wird eine Basis geschaffen, um dies in die Praxis umsetzen zu können.

Die dritte Phase ist eine nie endende Phase. Dies ist die *klinische Phase der Erprobung des Mittels* aufgrund der Symptome, die bei den Prüfern entwickelt wurden und der Analyse des Mittels. Symptome, die in der Praxis erprobt werden und sich immer wieder bewähren, kristallisieren sich als die Kernsymptome eines Mittels heraus. Jedoch müssen diese Symptome gut definiert sein, um sie von ähnlichen Kernsymptomen anderer Mittel unterscheiden zu können. Gut definierte Symptome sind vollständig und haben eine besondere Beziehung zu bestimmten Zuständen.

Die Vollständigkeit eines Symptoms besteht aus der *Lokalität, der Empfindung oder Funktion und der Modalität.*

Dazu ein Beispiel:

„Kribbeln im Kopf bei Aufregung."
Hier ist „der Kopf" *die Lokalität.*
„Kribbeln" ist *eine Empfindung,*
und „bei Aufregung" ist *die Modalität.*

Modalitäten sind alle Umstände, die ein Symptom auslösen, verschlimmern, bessern oder beseitigen.
Wenn das obige Symptom bei einem bestimmten Krankheitszustand, z.B. Magenbeschwerden, auftritt und durch ein bestimmtes Mittel immer wieder geheilt wird, dann haben wir ein umfassendes *Kernsymptom* des Mittels.
Um uns das Wesen eines Mittels erarbeiten zu können, müssen wir über Jahre die verschiedenen Charakterzüge des Mittels bei den Patienten beobachten und verinnerlichen. Darüberhinaus müssen wir uns die positive Entwicklung, die ein Mittel bei den Patienten erreicht, merken und verinnerlichen. Nach und nach können wir die wesentlichsten Punkte eines Charaktertypus von einem Mittel verstehen lernen und mit einfachen Worten ausdrücken.

4. Handhabung des Repertoriums und die Repertorisation

Das Repertorium ist eine Art Register, eine Statistik aller Symptome, die durch Prüfungen herausgebracht sowie in der Praxis bestätigt und ergänzt worden sind. Jedoch hat jedes Repertorium unvermeidliche Mängel: Sie sind nicht vollständig und können auch nicht das Wesen eines Mittels vermitteln. Darüberhinaus sind oft die Kernsymptome in ihre Einzelteile zerlegt. Der erfolgreiche Umgang mit dem Repertorium setzt also die Kenntnis der Arzneimittellehre voraus.
Wir finden im englischsprachigen Raum über 100 kleine und große Repertorien, in Deutschland kann man sie dagegen an einer Hand abzählen. Es gibt bei der Vielzahl der Repertorien auch unterschiedliche Strukturen in der Anordnung der Symptome. Es ist wichtig, sich in der Sprache des Repertoriums kundig zu machen, damit man die Beschreibungen des Patienten in die homöopathische Fachsprache umsetzen kann. Vor allem erfordert dies bei den geistigen Symptomen einen klaren Verstand und eine gute Differentialdiagnostik. Es ist wichtig, analog denken zu können, da vieles bei diesen Symptomenregistern verallgemeinert werden mußte.

Die Repertorisation
Um eine erfolgreiche und effektive Repertorisation durchführen zu können, müssen die folgenden Punkte beachtet werden.

4.1 Die Auswahl der Rubriken

a) Sehr große und allgemeine Rubriken sind zwar für die Forschungen von Wichtigkeit, nicht aber für eine Repertorisation, um das bestpassende Mittel zu finden.
b) Rubriken von ausgefallenen Symptomen, die nur wenige Mittel enthalten, können uns gelegentlich einen wichtigen Hinweis geben, aber sie leisten zu der allgemeinen Repertorisation keinen Beitrag.

c) Es ist besser, eine etwas größere und allgemeine Rubrik zu nehmen als eine Unterrubrik, die keine übereinstimmenden Mittel zu der Grundrubrik enthält.

Dazu ein Beispiel:
Statt der spezialisierten Rubrik „stechende Schmerzen im Knie beim Treppensteigen" sollte lieber die übergreifende Rubrik „Schmerzen beim Treppensteigen" für die Repertorisation verwendet werden. Sollte dieses Symptom aber sehr sicher sein, dann ziehen wir auch die Mittel in der spezialisierten Rubrik für die Mittelwahl mit in Betracht.

4.2 Die Technik der Repertorisation

Alle *sicheren Symptome* sollten aus der Fallaufnahme unterstrichen oder herausgeschrieben werden. Ein Symptom gilt dann als sicher, wenn es der Patient klar und deutlich herausstellt. Die sicheren Symptome können zusätzlich ausgeprägt und vollständig sein. Je *ausgeprägter das Symptom*, um so wertvoller ist es für die Repertorisation und die Mittelwahl. Genauso ist ein *vollständiges Symptom* von größerem Wert für die Repertorisation als ein unvollständiges.
Nachdem wir alle Symptome gesammelt haben, suchen wir das Symptom heraus, welches den momentanen Zustand am besten charakterisiert. Dieses Symptom nennen wir *Grundzustand* oder auch *Kernsymptom.* Es ist die Basis unserer Repertorisation und sollte mit größter Sorgfalt ausgewählt werden. Sind Sie sich in Ihrer Auswahl nicht absolut sicher, dann nehmen Sie lieber zwei oder drei Symptome als Basis für die Repertorisation.
Nun werden die übrigen Symptome mit dem Grundsymptom verglichen und die übereinstimmenden herausgeschrieben. Jedes Symptom wird nur mit dem Grundsymptom verglichen. Am Ende holt man sich die Mittel heraus, die am meisten bei dem Vergleichen vorkommen.

5. Das Festlegen des Similimums

Das Festlegen des Similimums geschieht immer anhand der Arzneimittellehre bzw. aufgrund unserer Arzneimittelkenntnisse. Das Mittel, welches dem Zustand des Patienten am ähnlichsten ist, wird als *Similimum* bezeichnet. Der Begriff *Simile* wird für die Mittel verwendet, die dem Zustand zwar auch ähnlich sind, ihn aber nicht genau abdecken. Alle Mittel, die in Frage kommen, werden einzeln mit den Aussagen des Patienten verglichen, um zu sehen, wie weit die Ähnlichkeit vorhanden ist. Sind ausschlaggebende Symptome für dieses Mittel bei den Patienten nicht vorhanden, oder sind umgekehrt beim Patienten Symptome vorhanden, die gegen das Mittel sprechen, dann wird es von der Liste der auszuwählenden Mittel gestrichen.
Am Ende bleibt meist nur ein Mittel übrig. Wenn zwei Mittel in der engen Wahl stehen und beide sehr gut zu passen scheinen, dann sollte man das Mittel wählen, welches am

besten zu den vordergründigen und ausgeprägteren Symptomen paßt. In vielen Fällen kommt das zweite Mittel später in Frage.
So könnte beispielsweise ECHINACEA bei einem Fall das Simile sein und TUBERCULINUM das Similimum. Echinacea tut dem Patienten gut, er fühlt sich wohler, aber die akute Krankheit will nicht weichen.

6. Die Verordnung des Mittels

Bei der Verordnung des Mittels ist darauf zu achten, ob es sich um eine akute oder chronische Krankheit handelt, wie weit der Zustand fortgeschritten ist, und wie der Allgemeinzustand des Patienten ist. Wie groß ist seine Lebenskraft, Vitalität und Bereitschaft, den Weg der Heilung zu gehen?
Weiterhin ist zu berücksichtigen, ob es sich um eine rein organische Krankheit handelt, oder ob auch andere Bereiche beeinträchtigt sind. Es gibt viele Kombinationsmöglichkeiten der Erkrankungen der vier niedrigen Ebenen unseres Daseins.
Ferner müssen wir bei unseren Überlegungen immer miteinschließen, welche Miasmen aktiv sind und wie stark sie sind. Nachdem wir dies alles berücksichtigt haben, wird die Potenz, die Dosierung und die Wiederholung des Mittels sowie der Zeitraum der Einnahme festgelegt.

6.1 Potenzen und Potenzierung

Das Potenzieren ist eine nicht direkt beabsichtigte Entwicklung Hahnemanns. Die Begriffe Potenz und Potenzierung existierten vor Hahnemanns Entdeckung gar nicht im Sinne der Homöopathie. Hahnemann hatte nur die Ursubstanzen zur Verfügung und benutzte diese in der Weise, wie er es gelernt hatte. Die Dosierung war simpel. Das Mittel wurde in den üblichen Mengen verordnet, nur mit dem Unterschied, daß dies jetzt aufgrund des homöopathischen Prinzips geschah. Manche Reaktionen waren sogar sehr bedrohlich. Hahnemann erkannte jedoch, daß die großen Mengen an Mitteln, wie sie in der Schulmedizin üblich waren, bei den Patienten starke Reaktionen auslösten, wenn sie homöopathisch angewandt wurden. Er versuchte diese heftigen Reaktionen abzumildern, indem er die Dosis reduzierte. Sein wissenschaftlicher Geist schloß aber willkürliche Reduzierungen der Dosis als Basis für weitere Experimente aus. Also reduzierte er die Dosis, auch Verdünnung genannt, in einer ganz systematischen Weise. Eine Urtinktur oder die Nullpotenz ist ein alkoholischer Auszug aus Pflanzen oder eine reine chemische Substanz bzw. ein Mineral oder ein Element. Manche Substanzen werden aber erst in der D1 als Urtinktur bezeichnet. Chemische Substanzen sind Atropin, Kalium sulfuricum, Hepar sulfuris usw. Mineralien und Elemente sind Graphit, Sulfur (Schwefel), Aurum (Gold), Kohle, Petroleum usw.

Er nahm einen Teil der Urtinktur und verdünnte ihn mit 99 Teilen Alkohol als Trägersubstanz, bei unlöslichen Substanzen wurde die Verdünnung mit 99 Teilen Milchzucker durchgeführt, wobei er sorgfältig auf eine gleichmäßige Verteilung von Trägersubstanz und Mittel achtete. Dies erreichte er, indem er Flüssigkeiten zehn kräftige Schüttelschläge gab und feste Substanzen eine Stunde lang mit dem Milchzucker verrieb. Dies war die *erste Verdünnung*, später Potenzierung genannt, und sie wurde als „Eins centisimal", kurz „1" bezeichnet. Heutzutage wird sie in Deutschland wegen der Unterscheidung zu anderen Potenzen als „C1" bezeichnet.

Diese Verdünnung war für einige seiner Patienten viel besser verträglich, aber für andere immer noch zu stark. Also beschloß er, weiter zu verdünnen, und es entstand die zweite Stufe bzw. „C2". Nachdem die zweite Potenz immer noch für manche sensiblen Menschen zu stark war, reduzierte er wieder auf die „3". Nun konnten fast alle Patienten die Mittel gut vertragen. In dieser Weise arbeitete Hahnemann viele Jahre, bis er sich vornahm, auch diese leichten Reaktionen zu vermeiden, und sein experimentierfreudiger Geist forschte weiter. Er verdünnte auf die vierte, fünfte und sechste Stufe und weiter. Dabei beobachtete er, daß die Verdünnungen ab der sechsten Stufe eine neue Art der Wirkung zeigten, die vor allem bei seinen sensiblen Patienten auftrat. Es war keine rein physische Wirkung mehr, sondern eine energetische.

Ab diesem Zeitpunkt nannte Hahnemann diese Stufen der Arzneimittelverarbeitung *Potenzen* und das Verfahren *Potenzierung* bzw. *Dynamisierung*. Es gibt heute drei Arten von Potenzen, die einen festen Platz in der Homöopathie eingenommen haben: die D-, C- und LM-Potenzen, die Dezimal-, die Centisimal- und die Quinquagintamila-Potenzen. Der Begriff bezeichnet den Verdünnungsgrad (10fach, 100fach und 50.000fach). Die eigentliche Potenzierung findet durch die Schüttelschläge bei jeder Stufe der Verdünnung statt.

Man könnte denken, daß ab einer bestimmten Stufe der Verdünnung nicht weiter verdünnt zu werden bräuchte, sondern nur noch zu potenzieren sei, da das Mittel bereits so stark verdünnt ist, daß keine starken Reaktionen mehr ausgelöst werden können. Dies hat sich jedoch in der Praxis nicht bestätigt. Höhere Potenzen, die ohne weitere Verdünnung hergestellt wurden, erwiesen sich als gewaltige Energiequellen. Diese hohe Konzentration von Energie war sogar gesunden Menschen kaum zumutbar, geschweige denn Kranken, bei denen sie unter Umständen lebensgefährlich gewirkt hätte. Hahnemann machte all diese Experimente bei sich selber, bei seiner willigen Familie und seinen Freunden. Als echter Wissenschaftler probierte er erst alles genauestens aus, bevor er damit praktizierte und es veröffentlichte.

Das Fazit war: Bei jeder weiteren Potenzierung mußte auch weiter verdünnt werden.

Die *D-Potenzen* besitzen durch den niedrigen Verdünnungsgrad eine hohe Energiekonzentration und haben die härteste Wirkung von allen Potenzen. Je höher die Potenz, um so feiner und daher tiefergehend die Wirkung. Wenn solche feinen Energien in zu hohen Konzentrationen auftreten, dann können sie bei schwachen Menschen gefährlich werden. Die *C-Potenzen* sind zwar auch noch sehr stark, aber für eine große Anzahl von Menschen doch genügend verdünnt, um keine Gefahr darzustellen. Jedoch können sie eher die sogenannte „Erstverschlimmerung" verursachen.

Um auch dies zu beheben, widmete Hahnemann die letzten Jahre seines Lebens vielen Versuchen, bis er endlich die LM-Potenzen schuf. Diesen liegt ein ganz anderes Verfahren zugrunde als den C-Potenzen. Der Hauptunterschied besteht in der Art der Verdünnung. Bei jeder Stufe der Potenzierung wird die Verdünnung nämlich auf zwei Vorgänge verteilt. Beim ersten Vorgang geschieht eine 100fache und beim zweiten Vorgang eine 500hundertfache Verdünnung; zusammen ergibt dies eine 50.000fache Verdünnung. Diese Potenzen sind äußerst sanft, gleichzeitig aber auch sehr schnell in ihrer Wirkung. Um sie anwenden zu können, muß man mit allen Prinzipien und Regeln vertraut sein.

Um eine schnelle Heilung zu erzielen, empfiehlt uns Hahnemann, das Mittel zu wiederholen. Der Abstand der einzelnen Mittelverabreichungen soll so gestaltet werden, daß jeweils der neue Mittelreiz den vorherigen optimal auffängt und so die Heilung sanft, schnell und reibungslos vonstatten geht.

Zitat: Hahnemann „Chronische Krankheiten" S. VIII, Bd. 3, Vorwort

> *„Die Erfahrung zeigte mir, wie gewiss auch den besten meiner Nachfolger, dass es hülfreicher sei, in Krankheiten von einiger Beträchtlichkeit (selbst die akutesten nicht ausgenommen, und so um desto mehr in den halbakuten, langwierigen und langwierigsten) das kräftige oder die kräftigen homöopathischen Arzneikügelchen nur in Auflösung und diese Auflösung in getheilten Gaben dem Kranken einzugeben, z.B. eine Auflösung aus 7 bis 20 Esslöffeln Wasser bestehend, ohne einigen Zusatz bei akuten und sehr akuten Krankheiten, alle 6, 4, 2 Stunden, auch, wo die Gefahr dringend ist, alle Stunden, oder alle halbe Stunden, zu einem Esslöffel auf einmal, oder bei Schwächlichen und Kindern selbst nur zu einem kleinen Theile eines Esslöffels (ein, zwei Thee- oder Kaffee-Löffelchen voll) dem Kranken gereicht.*
> *Bei langwierigen Krankheiten fand ich für´s beste, eine Gabe (z. B. einen Löffel voll) von einer solchen Auflösung der passenden Arznei nicht seltner als alle zwei Tage, gewöhnlicher aber alle Tage einnehmen zu lassen."*

7. Die Beobachtung der Wirkung des Mittels

Nach dem festgelegten Zeitraum der Mitteleinnahme lassen wir uns von dem Patienten über die Wirkungen des Mittels berichten, es sei denn, der Patient hat sich wegen einer Reaktion oder einer akuten Krankheit eher gemeldet. Ist die akute Erkrankung ernst, und leidet der Patient unter ihr, so muß nach den Empfehlungen Hahnemanns dieses Leiden mit einem Zwischenmittel behandelt werden:

> *"Doch wir bedürfen während der Heilung der chronischen Krankheiten durch antipsorische Arznei auch nicht gar selten des übrigen unantipsorischen Arznei-Vorrats in den Fällen, wo epidemische oder auch nur sporadisch den Menschen befallende, gewöhnlich aus meteorischen oder tellurischen Ursachen entstandene Zwischenkrankheiten (morbi intercurrentes) unsere chronisch Kranken nicht unangetastet lassen und so die antipsorische Kur nicht bloß kurz stören, sondern oft längere Zeit* ***unterbrechen****. Hier tritt die übrige, bisher schon bekannte, homöopathische Hilfsleistung ein, weshalb ich hier nichts davon zu erwähnen habe, außer daß die antipsorische Kur gänzlich suspendiert werden muß, so lange die Heilung der herumgehenden, auch unseren (chronischen) Kranken befallenen Zwischenkrankheit dauert,wenn auch einige Wochen im schlimmsten Fall darauf hingingen. Doch auch hier ist, wenn die Erkrankung nicht allzu schwer war, die gedachte Anwendung der nötigen Arzneien durch Riechen an ein damit befeuchtetes Streukügelchen zur Hilfe oft hinreichend und kürzt die Kur der akuten Krankheit ungemein* ab." *(Chronische Krankheiten, Seite 228, Barthel & Barthel Verlag)*

Ausgenommen sind leichte Unpäßlichkeiten, die mit geringen Diätempfehlungen und Umstellungen in der Lebensweise schnell, sicher und vollständig in den Griff zu bekommen sind.
Wird jedoch ein anderes Miasma durch die akute Erkrankung aktiviert, muß es nach den Prinzipien, die Hahnemann in den „Chronischen Krankheiten" festgelegt hat, sofort mit einer u.U. langwierigen antimiasmatischen Behandlung angegangen werden.

Wenn der Patient eine positive Wirkung des Mittels beschreibt, sollte das Mittel weitergegeben werden. Nur wenn genügend stichhaltige Gründe für die Verordnung eines anderen Mittels auftauchen, dürfen wir ein neues Mittel geben. Sollten schon vor dem Ablauf des festgesetzten Zeitraums für die Mitteleinnahme irgendwelche Reaktionen auftreten, dann müssen wir entsprechend der Reaktion die *Verordnung ändern:*

a) Handelt es sich um eine **Verschlimmerung**, muß das Mittel unbedingt abgesetzt werden, bis sich der alte Zustand wieder zeigt bzw. sich ein neuer Zustand entwickelt.
b) Handelt es sich um eine **zu starke Wirkung des Mittels**, so reduziert man die Dosis.

c) Handelt es sich um **neue Symptome**, die eindeutig die Aktivierung eines neuen Miasmas zeigen, dann muß dies umgehend angegangen werden.
d) Handelt es sich um eine **unklare Reaktion**, sollte das Mittel sofort abgesetzt werden, bis der Organismus uns eine klare Richtung zeigt, wie die Behandlung weitergeführt werden soll.

Die homöopathische Behandlung erfordert eine enge Zusammenarbeit mit dem Patienten, wobei wir auch kleinere Reaktionen berücksichtigen müssen und entsprechend immer die bestmögliche Hilfe leisten. Diese Hilfe muß nicht immer in einem homöopathischen Mittel liegen. Sie kann auch in einem guten Ratschlag bestehen oder in einer geringfügigen Änderung der Ernährungsgewohnheiten, in dem Einsatz von anderen unterstützenden Therapien, wie Bachblüten, Massage, Musik- und Farbtherapie, um nur einige Beispiele zu nennen. In dieser Weise begleitet der Homöopath seine Patienten, bis diese ihre Selbständigkeit und Unabhängigkeit wiedererlangt haben.

Mythen, Vorurteile und die Wahrheit

Der Versuch einer Klarstellung

Der Begriff „Homöopathie" ist zwar heutzutage fast allen Menschen bekannt, jedoch scheint fast jeder eine andere Vorstellung von diesem zu haben. Aus der Vielfalt der Vorstellungen haben sich einige verallgemeinert und sich als Vorurteile und Mythen durchgesetzt.
Wir wollen im folgenden Artikel die mehr oder weniger weit verbreiteten Meinungen über die Homöopathie untersuchen und ins richtige Licht rücken. Häufig stehen sich auch völlig konträre Meinungen gegenüber.

1. Mythos: „Die Homöopathie verwendet vor allem Heilkräuter."

Dieser Mythos war bis vor kurzen noch sehr verbreitet, doch heutzutage ist er schon weitgehend abgebaut. Die Methode der Heilkräuteranwendung beruht im Gegensatz zur Homöopathie auf der Heilkunde der Erfahrung, d.h. bestimmte Pflanzen und Kräuter werden bei verschiedenen Krankheitszuständen einfach ausprobiert. In der Homöopathie ist jedoch ein gezielter Einsatz von Mitteln möglich, da der Wirkungsbereich der Mittel genauestens bekannt ist.

Der Phytotherapie liegen zwar bestimmte Erfahrungswerte zugrunde, aber es fehlen präzise Angaben, Regeln und Gesetzmäßigkeiten für die Anwendung der Heilkräuter. Die Kräuterheilkunde beruft sich u.a. auf die Signaturen-Lehre, die besagt, daß z.B. gelbe Pflanzensäfte gut für Galle und Leber sind und rot blühende Pflanzen für Herz und Kreislauf. Kranke Menschen machen mit den unterschiedlichen Heilkräutern ihre ganz persönlichen Erfahrungen. Auf diese Weise entsteht leicht eine Heilkunde der Empfehlungen. Jeder schwört auf sein Heilmittel, das ihm geholfen hat, und empfiehlt es als Allheilmittel für jedermann. So bleibt die Kräuterheilkunde immer in einem empirischen Rahmen. Die Homöopathie benutzt alle Substanzen: angefangen von Kräutern, Mineralien, Giftstoffen, Chemikalien, Metallen, bis hin zu herkömmlichen Medikamenten, Krankheitserregern, usw. Mit anderen Worten, es gibt kaum etwas, das nicht in die Schatzkiste der homöopathischen Heilmittel aufgenommen worden ist. Es gehört zu den homöopathischen Prinzipien, diese Substanzen so zu verarbeiten, daß die Heilkräfte möglichst sanft und dennoch potent entwickelt werden.

2. Mythos: „Heilpraktiker sind Homöopathen."

Heilpraktiker ist eine Berufsbezeichnung, Homöopathie eine Heilmethode, die von jedem ausgeübt werden kann. Heilpraktiker setzen verschiedene naturheilkundliche Therapiemethoden ein, u.a. auch die Homöopathie.
Homöopathie besteht aus klaren Gesetzmäßigkeiten und präzisen Regeln. Das Grundgesetz der Homöopathie ist das Ähnlichkeitsgesetz „Similia similibus curantur" -„Ähnliches wird durch Ähnliches geheilt". In der Praxis bedeutet das: Wir brauchen für die Heilung eines bestimmten krankhaften Zustandes eine Substanz, die einen ähnlichen Krankheitszustand erzeugen kann. Diese Ähnlichkeit muß jedoch sehr präzise bestimmt werden. Nehmen wir beispielsweise eine Entzündung im Leber-Galle-Bereich, dann werden wir bei einem Belladonna-Zustand (Tollkirsche) eine sehr große Empfindlichkeit auf Erschütterung finden und bei einem Chelidonium-Zustand (Schöllkraut) eine Besserung durch heiße Getränke. Um das richtige Heilmittel gezielt einsetzen zu können, bedarf es noch weiterer differentialdiagnostischer Hinweise. Dieses exakte wissenschaftliche Vorgehen hat den Vorteil, daß soviel wie möglich vorauskalkulierbar ist und nicht dem Zufall oder persönlichen Vorlieben überlassen bleibt.
Nach dem homöopathischen Verständnis liegt die Ursache von Krankheit immer im Inneren des Menschen. Was als Krankheit bezeichnet und durch Symptome erkennbar wird, sind immer Äußerungen der im Inneren existierenden Krankheit. Heilung bedeutet die Beseitigung der im Inneren existierenden Störung, wodurch die Symptome automatisch verschwinden.
Jeglicher Einsatz von Mitteln, die nur die Symptome tangieren bzw. manipulieren, kann nicht wirklich heilen. Im Gegenteil, solche Mittel können die Krankheit noch verstärken.

3. Mythos: „Jeder, der sich als Homöopath bezeichnet, praktiziert im Sinne Hahnemanns"

Jede Wissenschaft verlangt eine präzise Anwendung ihrer Gesetzmäßigkeiten und Regeln. Die Gesetze der Homöopathie legte Hahnemann im ORGANON und den CHRONISCHEN KRANKHEITEN dar mit der Aufforderung: *„Mach's nach, aber mach's genau nach"*. Dies erfordert ein tiefes Verständnis der homöopathischen Prinzipien und ihrer exakten Anwendung, die durch eine lange Praxiserfahrung dem Behandler immer vertrauter werden. Wenn die Prinzipien der Homöopathie nicht in ihrer Gesamtheit oder nur fragmentarisch angewandt werden, entspricht das nicht dem Ideal der homöopathischen Heilung, die Hahnemann im zweiten Paragraphen des ORGANON festgelegt hat:

> *„Das höchste Ideal der Heilung ist schnelle, sanfte, dauerhafte Wiederherstellung der Gesundheit, oder Hebung und Vernichtung der Krankheit in ihrem ganzen Umfange auf dem kürzesten, zuverlässigsten, unnachteiligsten Wege, nach deutlich einzusehenden Gründen."*

4. Mythos: „Homöopathie hilft nur bei Bagatellerkankungen."

Dieser Mythos ist so weit verbreitet, daß wenige Menschen sich bei schweren Erkrankungen von vornherein homöopathisch behandeln lassen. Die meisten Menschen gehen erst einmal den schmerzhaften Weg der Erkenntnis, daß ihnen die Schulmedizin häufig nicht helfen kann. Erst wenn die Schulmedizin und andere manipulative Therapien mit ihrem Latein am Ende sind und die Krankheit erhebliche Ausmaße angenommen hat, wenden sich einige in ihrer Verzweiflung an die Homöopathie.

Auch in weit fortgeschrittenen Stadien von Krankheiten kann die Homöopathie, wenn auch nicht immer eine Ausheilung, so doch eine weitgehende Linderung des Zustandes verschaffen. Gerade bei schweren Erkrankungen, einschließlich der akuten Verläufe, nach denen man monate- oder jahrelang die Folgen der schweren Medikamente bekämpfen muß, kann die Homöopathie die Krankheit im Keim ersticken und eine echte Heilung bewirken. Eine schwere Erkrankung ist der Ausdruck einer tief verwurzelten Grundkrankheit. Die sachgemäße homöopathische Behandlung bedarf großer Kenntnisse und Erfahrungen. Für Homöopathen, die in aller Welt im Sinne Hahnemanns arbeiten, gehören schwere Erkrankungen und scheinbar unheilbare Fälle zum Praxisalltag. Vielen Menschen, die von der Allopathie aufgegeben wurden, kann homöopathisch noch geholfen werden.

Dieses Wissen ist außerhalb Deutschlands in anderen Teilen der homöopathischen Welt unter den Patienten und Ärzten weitaus verbreiteter als hierzulande.

5. Mythos: „Homöopathie wirkt langsam."

Der moderne Mensch ist aufgrund seiner Veranlagung und der Umweltbelastungen zu vielen verschiedenen Krankheiten disponiert. Dieses Krankheitspotential nimmt im Laufe seines Lebens, selbst unter günstigen Bedingungen, ständig zu. Zusätzlich ist der Mensch heutzutage mit all seinen Problemen energieraubenden Behandlungsmethoden ausgesetzt, die ihn letzten Endes nur noch kränker machen. Doch selbst in solchen Fällen vermag die Homöopathie schon in den ersten Wochen und Monaten eine deutliche Linderung zu verschaffen, ja sie ist sogar in der Lage, das gesamte Krankheitsquantum über einen Zeitraum von zwei bis fünf Jahren auszuheilen. Bei akuten Krankheiten, wie Infekten und Fieber sowie bei Schmerzen, kann die Homöopathie so schnell, manchmal blitzartig, heilen, daß die Betroffenen erst einmal ungläubig vor diesem Phänomen stehen. Selbst als Homöopath staunt man immer wieder über die nahezu unglaublichen Wirkungen der Mittel.

6. Mythos: „Homöopathie wirkt nur bei dem, der an sie glaubt – basiert auf der Placebowirkung."

Die Placebowirkung beruht auf dem Glauben. Wenn jemand fest an irgend etwas glaubt, dann hilft es ihm auch. Wird diesem Menschen der Glaube genommen, läßt die Wirkung entsprechend nach oder hört ganz auf. Dieses Phänomen ist folgendermaßen zu verstehen: Durch den Glauben kann der Mensch das krankmachende Muster oder Agens in ihm ausschalten. Das Krankmachende bleibt ausgeschaltet, solange der Glaube fest ist. Besonders bei Krebspatienten hat man diese Wirkung in einem erstaunlichen Ausmaß beobachten können: Weit fortgeschrittene Metastasen verschwanden innerhalb einer Woche, bildeten sich jedoch genauso schnell zurück, wenn das Vertrauen in die Therapie oder in den Behandler erschüttert wurde. Bei der homöopathischen Behandlung ist zwar der Glaube wünschenswert, aber keine Voraussetzung für die Wirksamkeit der Mittel. Das richtige homöopathische Mittel schaltet das krankmachende Agens nicht aus, sondern löst es auf. Durch die Wirksamkeit homöopathischer Gaben wächst das Vertrauen dieses Menschen in seine Heilung auf natürliche Weise, so daß er trotz Höhen und Tiefen bei der homöopathischen Behandlung bleiben wird. Wenn die Krankheit vollständig aufgelöst ist, kann sie nicht mehr zurückkommen. Der dadurch gewonnene Glaube ist dann wirklich unerschütterlich.

7. Mythos: „Homöopathie ist Hexerei."

Es existiert die Meinung, daß die Menschen mit der Homöopathie manipuliert werden. Die Homöopathie wird sozusagen gleichgesetzt mit Hexerei. Jegliche Art von Manipulation hat aber mit Heilung nichts zu tun.

Würden wir im Mittelalter leben, hätten die Homöopathen vielleicht um ihr Leben zu fürchten. Denn die Heilungen, die manchmal durch die homöopathischen Mittel erzielt werden, haben in der Tat etwas Faszinierendes, Magisches an sich. Nun, die wahren Hexen versuchten die Geheimnisse der Natur, insbesondere der Elemente, zu enträtseln, um die in ihnen enthaltenen Kräfte für das Wohl ihrer Mitmenschen einzusetzen. Mit anderen Worten, die Alchemie ist die Mutter der Hexerei. Die alchimistischen Prinzipien sind aber nicht die Grundlage der homöopathischen Kunst. Es ist möglich, die alchemistischen Prinzipien aus selbstsüchtigen Motiven einzusetzen, um Menschen an sich zu binden. Dies ist jedoch durch die homöopathischen Mittel nicht möglich. Entweder hat man das richtige Mittel genommen, wodurch das Ähnlichkeitsprinzip erfüllt wird, und eine Heilung kann stattfinden, oder es passiert gar nichts.

Eine echte Heilung bedeutet die Befreiung des Menschen von seinen krankmachenden Mustern und führt ihn in immer größere Freiheit und zu mehr Selbstverantwortung.

8. Mythos: „Homöopathie greift ins Karma ein."

Um diesen Punkt schlicht und einfach darzustellen, werfen wir einen Blick auf die Funktion des Karmas. Karma ist zwar sehr vielschichtig, aber es hat nur eine Funktion. Es gibt die notwendigen Rahmenbedingungen vor, in denen die Lektionen, die bisher nicht gelernt wurden, nachgeholt werden dürfen. Krankheiten sind im weitesten Sinne immer die Folgen von Karma. Um jedoch unsere Lektionen zu lernen, war es niemals die Bedingung, krank sein zu müssen. Vielmehr haben wir heutzutage die Möglichkeit, unsere Lektionen mit gesundem Geist, Seele und Körper lernen zu dürfen. Die Homöopathie hilft uns, unsere Lektionen viel leichter, fröhlicher und freudiger zu lernen, indem sie die krankmachenden Muster auflöst. Aber ein Schulkind bleibt trotz homöopathischer Behandlung ein Schulkind, das seine Lektionen zu lernen hat, jedoch mit dem Vorteil einer allgemeinen Leistungsverbesserung.

9. Mythos: „Homöopathie kann nicht prophylaktisch wirken, sondern nur wenn eine Krankheit vorhanden ist."

Wenn dies wahr wäre, dann hätten wir es mit keiner echten Heilkunde zu tun. Es ist stets das Bemühen aller Schulen der Heilkunde auf der Erde gewesen, die Menschen gesund zu erhalten, so daß sie gar nicht erst krank werden, mit anderen Worten: sie prophylaktisch zu behandeln. Im alten China erhielt der Hausarzt nur dann sein Honorar, wenn seine Schützlinge gesund blieben. Auf der Basis der Yin-Yang-Lehre setzte er Körperübungen, diätetische Maßnahmen, Akupunktur, Kräuter, Meditationstechniken und unter anderem die Geomantie (Feng Shui) ein, um seine „Kunden" bis ins hohe Alter gesund zu erhalten.

Die Homöopathie besitzt den einzigartigen Vorteil, krankmachende Agenzien spezifisch aufzulösen. Alle Krankheiten, vor allem die Infektionskrankheiten, haben auf der energetischen Ebene eine ganz bestimmte Form, auch Muster oder Struktur genannt. Jeder Mensch trägt diese Formen, manche stärker und manche schwächer ausgeprägt, in sich. Wenn das Immunsystem die Aktivierung dieses Musters nicht mehr verhindern kann, setzt die Krankheit ein. Aufgrund des Ähnlichkeitsprinzips haben die Homöopathen bestimmte Mittel herauskristallisieren können, die in der Lage sind, ein spezifisches Krankheitsmuster aufzulösen. So kann für jede Infektionskrankheit ihr eigenes prophylaktisches Mittel bestimmt werden. Wird dieses Mittel von einem gesunden Menschen eingenommen, dann wird das krankmachende Muster soweit abgeschwächt, daß sein Immunsystem über einen gewissen Zeitraum keine Probleme hat, die Aktivierung dieses Musters zu verhindern. Diese Zeitspanne ist von verschiedenen Faktoren abhängig, insbesondere von der Potenzhöhe. Die genauen Anweisungen sind in unseren Ratgebern „ Homöopathische Impfung" und „ Reisen" aufgeführt.

Hahnemann erkannte diese einmalige Möglichkeit, Mittel prophylaktisch gegen Infektionskrankheiten einzusetzen, sehr früh. Er war auf diesem Gebiet so erfolgreich, daß er sich sogar die unumstrittene Anerkennung und das Lob seiner schulmedizinischen Kollegen erwarb.

Diese waren sich ihrer Machtlosigkeit gegenüber den damals epidemisch grassierenden und häufig tödlich verlaufenden Krankheiten Scharlach und Cholera wohl bewußt. Nur Hahnemann gelang es, die Menschen mit von ihm entdeckten prophylaktischen Mitteln zu schützen und so die Ausbreitung dieser Seuchen zu verhindern. Bevor die Impfungen in dem Stil, wie sie heute praktiziert werden, eingesetzt wurden, war es in der Homöopathie schon längst gang und gäbe, sich mit potenzierten Mitteln zu schützen, ohne den vielseitigen Gefahren der herkömmlichen Impfungen ausgesetzt zu sein.

10. Mythos: „Die Homöopathie hat zwar vor 200 Jahren ihre Gültigkeit gehabt, heute ist sie jedoch veraltet. Insbesondere die Umweltgifte stellen sie vor unlösbare Probleme."

Wir möchten unsere Erde von jeglicher Verschmutzung und Umweltbelastung befreit sehen und unterstützen in diesem Sinne alle läuternden oder reinigenden Aktivitäten, die dazu beitragen. Jedoch müssen wir im Moment wohl oder übel mit den Umweltgiften leben und mit ihnen zurechtkommen. Doch auch hierbei bietet uns die Homöopathie unzählige Möglichkeiten. Die homöopathischen Prinzipien sind sogar von manchen etablierten Wissenschaftlern und Praktikern zur Sanierung der Umwelt (Waldsterben, Wasserreinigung, Pflanzenschutz usw.) erfolgreich erprobt worden.

Schon seit langem setzen Homöopathen ihre Mittel ein, um die Menschen in der Industrie und anderen belasteten Bereichen vor chemischen Giften zu schützen. Ein weiterer Effekt der homöopathischen Behandlung ist, daß das Bewußtsein der Menschen über sich selbst und ihre Umwelt zunimmt und sie nicht mehr bereit sind, sich diesen Giften bedingungslos auszusetzen. In einem homöopathischen Umfeld wird daher schon eher zu umweltschützenden Maßnahmen gegriffen.

Daß die Homöopathie veraltet sein soll, hört sich eher wie ein Witz an als wie ein Mythos. Die ewigen Gesetze des Kosmos dehnen sich immer aus. Dies erleben wir auch in der Homöopathie, wie kann es da zur Veralterung kommen? Es tun sich vielmehr immer neue Möglichkeiten der Anwendung dieser Gesetze auf.

11. Mythos: „Homöopathie ist gefährlich, besonders in den Händen von Laien."

Gerade weil die Homöopathie keine empirische, sondern eine wissenschaftliche Heilkunst ist, sind ihre Auswirkungen nicht dem Zufall überlassen. Jeder, auch der medizinische Laie, der die Grundregeln der homöopathischen Reaktionen beherrscht, kann sie für sich anwenden. Natürlich setzt jede Wissenschaft einen verantwortungsbewußten Umgang mit ihr voraus. Als direkte Folge einer homöopathischen Behandlung, bei der die Gesetzmäßigkeiten beachtet werden, erleben wir Heilungen und niemals Todesfälle, wie sie durch allopathische Medikamente geschehen können, die im Tierversuch getestet und für unbedenklich erklärt werden. Nachgewiesenermaßen verursachen die schulmedizinischen Medikamente zehntausende von Todesfällen pro Jahr allein in Deutschland. Im Jahre 1986 waren es beispielsweise 30.000.
Die Aufgabe eines Heilkundigen oder Arztes liegt auch darin, den Patienten darin zu stärken, die Verantwortung für sein eigenes Leben selbst in die Hände zu nehmen.

12. Mythos: „Hochpotenzen sind wirkungslos."

Dieser Mythos steht im krassen Gegensatz zu der vorherigen Meinung. Entweder ist die Homöopathie hoch wirkungsvoll und kann deswegen bei unsachgemäßem Umgang auch gefährlich sein, oder sie ist wirkungslos und kann dann auch keine Gefahr darstellen. Tatsache ist, daß wir bei der Herstellung der homöopathischen Mittel die zwei Verfahrensweisen *„Verdünnen"* und *„Potenzieren"* auseinanderhalten müssen. Eine reine Verdünnung, wie sie bei den homöopathischen Hochpotenzen stattfindet, wäre mit Sicherheit wirkungslos, wenn nicht gleichzeitig eine Potenzierung (Energieentfaltung) vorgenommen würde.

Die Potenzierung geschieht durch zehn Schüttelschläge pro Verdünnungsvorgang oder durch andere Techniken, die das gleiche bewirken. Jede Stufe der Potenzierung entfaltet immer mehr Heilenergie, so daß die Hochpotenzen sehr potente Energieformen sind. Würde nicht bei jeder Stufe verdünnt werden, hätten wir eine hochexplosive Energie hergestellt, die statt zu heilen, zerstören könnte. Dies sind keine leeren Theorien, sondern von Hahnemann experimentell belegte Tatsachen. Der Ungläubige kann diese unverdünnte hochexplosive Energie ausprobieren. Der Schock wird sicher überzeugend sein. Energien sind für die meisten Menschen unsichtbar, aber niemand bestreitet ihre Existenz.

13. Mythos: „Nur Hochpotenzen sind homöopathisch."

Dieser Mythos entsteht aus dem Gedanken: „Je höher man potenziert, desto näher kommt man dem Kern der Sache." Das Grundprinzip der Homöopathie aber ist das Ähnlichkeitsprinzip. Wenn das Prinzip nicht erfüllt wird, kann man auch nicht homöopathisch behandeln. Man könnte immer höhere Potenzen geben, aber trotzdem die erwünschten Wirkungen nicht erreichen. Die Potenz muß auch individuell ausgewählt werden. Der Mensch und sein Krankheitszustand bestimmen, welche Potenz für ihn passend ist, und so benutzt die Homöopathie alle Potenzen von der Urtinktur bis zu den höchsten.

14. Mythos: „Ein potenziertes Mittel wirkt immer homöopathisch."

Diesen Punkt haben wir bereits erläutert. Ein Mittel wird erst dann homöopathisch, wenn es den Krankheitssymptomen ähnlich ist. Viele Menschen meinen, sie hätten ein homöopathisches Mittel genommen, wenn sie lediglich ein potenziertes Mittel oder eine Mischung von potenzierten Mitteln genommen haben, die wenig oder gar keinen Bezug zu ihrem Zustand haben. Wenn jemand der Meinung ist, dieses oder jenes homöopathische Mittel hätte bei ihm keine Wirkung gezeigt, sagt dies über die Wirksamkeit der Homöopathie gar nichts aus, bis wir überprüft haben, ob das Mittel nach den Prinzipien der Ähnlichkeit eingesetzt wurde.

Trotz aller Vorurteile und Mythen ist in vielen Menschen ein großes Vertrauen in die Homöopathie vorhanden. Auch viele, die scheinbar alles versucht haben, und denen von schulmedizinischer Seite keine Hoffnung mehr gemacht werden kann, kommen am Ende voller Erwartungen zum Homöopathen, damit er ein Wunder vollbringen möge.

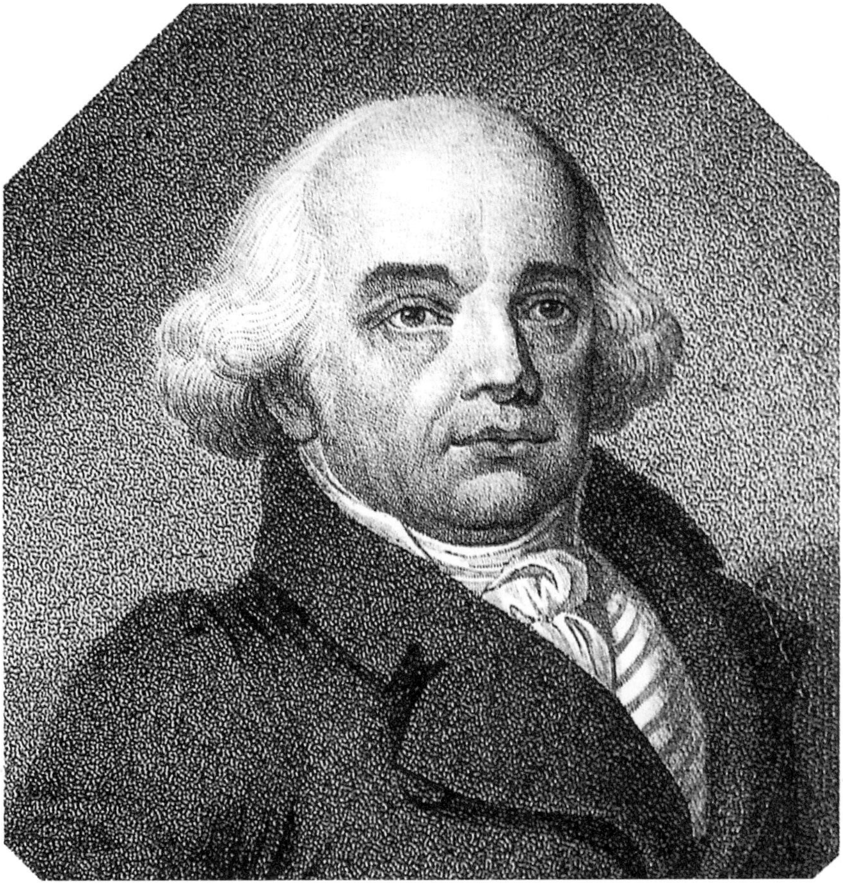

Samuel Hahnemann 1755 – 1843

Samuel Hahnemann - sein Leben

200 Jahre Homöopathie 1790 - 1990

Als über die Jahrhunderte die Medizin immer mehr in den Sumpf des Unwissens versank, mußten sich die Götter gedulden. Die Menschheit wollte nichts hören und in ihrem dunklen Bewußtseinszustand verweilen. Große Gefahr drohte den echten Heilern. Sie mußten im Stillen arbeiten, und viele wurden trotzdem verfolgt, gefoltert und verbrannt.

Viele Jahrhunderte vergingen bis Paracelsus als Vorläufer der neuen Botschaft auf die Erde kam. Seine Ankunft sollte den Weg zum nächsten wichtigen Schritt im großen Plan bahnen. Dieser bedeutende Heilkundige wurde im Alter von 48 Jahren von Neidern umgebracht, hinterließ aber im Bewußtsein der Menschheit eine tiefe Spur.

Noch 200 Jahre vergingen, bis die Zeit reif für die Inkarnation der Seele war, die wir als Hahnemann kennen. Es war eine Zeit, in der Hunderte von Hypothesen, Meinungen und Theorien über die Ursache von Krankheiten und deren Behandlung existierten. Seuchen und Siechtum hatten ein überwältigendes Ausmaß angenommen.

In dieser Epoche wurde *Christian Friedrich Samuel Hahnemann* um Mitternacht am 10. April 1755 in die Familie des Meißner Porzellanmalers Christian Gottfried Hahnemann geboren.

Im Himmel herrschte eine feierliche Stimmung. Viele Seelen kam, um Hahnemann eine glückliche Reise zu wünschen. In letzter Minute raste Merkur herbei, um ihm mit einem kräftigen Lebewohl die Daumen zu drücken. Hahnemann wurde in große Not hinein geboren. Es herrschten schwere Zeiten, und der Siebenjährige Krieg verlangte fast alles von den Menschen, nur der Glaube an Gott hielt die Familien zusammen. Die Strenge und Disziplin des Vaters förderte die ohnehin schon ungeheuere angeborene Disziplin des kleinen Hahnemann noch mehr. Die Liebe seiner Mutter gab ihm die Kraft, seine Aufgaben mit Fleiß und Hingabe zu erfüllen. Unter der Knechtschaft von Hunger, Krieg und Not wuchs Hahnemann auf und bereitete sich instinktiv schon von Kindesbeinen an auf seine Lebensaufgabe vor. Sein Fleiß kannte keine Grenzen, und er vertiefte sich bis spät in die Nacht hinein in alle Bücher, deren er habhaft werden konnte. Dieser rege Geist und unerschöpfliche Fleiß begleiteten ihn bis zum letzten Tag seines Lebens.

Zur Besorgnis seines Vaters wollte und wollte der blasse, kleine Samuel nicht gedeihen. Dem Vater blieb nichts anderes übrig, als die Lesewut seines Sohnes zu dämpfen, indem er ihn ins Freie schickte. Diese Gewohnheit erwies sich für ihn in späteren Zeiten, als er sich intensiv der Medizin widmete, als Rettung. Mit eiserner Disziplin unterbrach er seine Arbeit und unternahm täglich längere Spaziergänge bei jedem Wind und Wetter. Der junge Samuel hingegen mißachtete das Verbot seines Vaters, bis spät in die Nacht hinein zu lesen, auch wenn er ihm in allen anderen Dingen gehorchte. Mit Hilfe einer selbst gefertigten Tonlampe gönnte er sich seine Nachtlesestunden, sobald alle schliefen. Die Armut der Familie erlaubte dem kleinen Hahnemann keinen regelmäßigen Schulbesuch. Sein Vater nahm ihn mehrmals über längere Zeiträume von der Schule, einmal waren es sogar mehrere Jahre. Er konnte in den schwierigen Kriegs- und Nachkriegszeiten kein Schulgeld aufbringen, seine Söhne mußten den Unterhalt für die Familie mitverdienen. Samuel sollte so schnell wie möglich ein Handwerk erlernen. Trotzdem er im zwölften Lebensjahr durch seinen Fleiß das Privileg von seinen Lehrern erwiesen bekam, kein Schulgeld mehr aufbringen zu müssen, mußte er mit 13 Jahren gegen seinen Herzenswunsch, weiter in die Schule zu gehen, in die Lehre bei einem Leipziger Kaufmann eintreten. Nach wenigen Wochen schon war Hahnemann bedient. Er konnte die Trennung von seinen Lieblingsbeschäftigungen – Lesen, Lernen, Denken, im Geist der alten lateinischen und griechischen Klassiker zu verweilen – nicht mehr aushalten und lief weg. Auch die Aussicht auf eine strenge Strafe seines Vaters schreckte ihn nicht ab. Die Blüte des Genius Hahnemanns strebte trotz allen Widerständen zur Entfaltung.

Die mitfühlende Mutter – mit mehr Verständnis für die körperliche und geistige Sehnsucht und Wesensart ihres Sorgenkindes gesegnet – versteckte ihn so lange in einer Kammer, bis sie das Herz und den Verstand des durch die Not hart gewordenen Vaters gewinnen und zur Einsicht bringen konnte. Der Vater bewilligte schließlich seinem wissendurstigen Sohn den weiteren Besuch der Schule unter der Bedingung eines erneuten Stipendiums für Samuel. Dies versprach der Magister Müller mit Freuden, und Hahnemann durfte die letzten acht Jahre bis zu seinem 20. Lebensjahr die Schule kostenlos besuchen. Dem Magister Müller widmet Hahnemann eine besondere Stelle der Liebe, Ehre und Hochachtung in seiner Autobiographie. Diese einzige Autobiographie (im Alter von 35 Jahren geschrieben) von knapp drei Seiten ist außerordentlich wertvoll, um sich einen Einblick in Hahnemanns Charakter zu verschaffen. Sie zeigt, mit welch tiefer Dankbarkeit und Hochachtung er seine Gönner betrachtete und seine eigene Person niemals übergewichtete. Die Rolle, die sein Vater spielte, um seinen Charakter zu formen, tritt deutlich zutage. Wir lassen hier Hahnemann in seinen eigenen Worten erzählen.

> *„Mein Vater, Christian Gottfried Hahnemann, lehrte in Verbindung mit meiner Mutter, Johanna Christiane, geb. Spieß, mich spielend schreiben und lesen. Dieser mein nun vor vier Jahren verstorbener Vater hatte, ohne je Wissenschaft getrieben zu haben (er war Maler der dasigen Porzellanmanufaktur und ist Verfasser einer kleinen Schrift über die Wassermalerei), die gesundesten, selbst gefundenen Begriffe von dem, was gut und des Menschen würdig genannt werden kann. Diese Begriffe pflanzte er auf mich fort. 'Handeln und sein; ohne zu scheinen' war seine merkwürdigste Lehre, die mehr aus seinem Beispiele als aus seinen Worten Eindruck auf mich machte. Wo etwas Gutes zu thun war, da war er, oft unbemerkt, mit Leib und Seele.*

Sollt ich ihm nicht folgen? - In den feinsten Nuancen zwischen edel und niedrig entschied er bei seinen Handlungen mit einer Richtigkeit, die seinem zarten, praktischen Gefühl wahre Ehre machte; auch hierin war er mein Lehrer. Keine erhabenen Begriffe von dem Urwesen der Schöpfung, der Würde der Menschheit und ihrer herzerhebenden Bestimmung schien er zu haben, die mit seiner Handlungsweise nur je im mindesten Widerspruche gestanden hätten. Dies gab mir die Richtung von innen."

Anscheinend erzog Gottfried Hahnemann seine Söhne und besonders Samuel nach den Prinzipien Rousseaus.

„Daß ich die Regeln meines Vaters, beim Lernen und Hören nie der leidende Theil zu sein, auch in Leipzig auszuüben suchte, kann ich mir selbst das Zeugnis geben."

Der Magister Müller machte Hahnemann zu seinem Famulus. Er ließ ihn den weniger begabten Schülern Nachhilfe erteilen, insbesondere in der Sprache Griechisch, die Hahnemann schon mit zwölf Jahren beherrschte. Wieviele Sprachen Hahnemann wirklich konnte, kann mit Sicherheit nicht festgestellt werden. In acht Sprachen war er zu Hause, mit mehreren anderen Sprachen und Dialekten konnte er gut umgehen. Jede Minute dieser acht Jahre nutzte Hahnemann, um sein Grundwissen zu vertiefen. Trotz wiederholter Unterbrechungen wegen seiner schwächlichen Gesundheit ließ sein Eifer nicht nach. Diese ungeheure Energie und der eiserne Wille verließen ihn sein Leben lang nicht.

In dieser Zeit fielen ihm die Schriften Hippokrates und Galens in die Hände, und sie bezauberten ihn für immer. Sein einziges Ziel wurde es, die geheimnisumwobene Kunst zu erlernen Menschen zu heilen, zu erforschen und zu erkennen. Er erwarb tiefgehende Kenntnisse in Botanik und Chemie. Als Chemiker war er gesucht und hätte seinen Lebensunterhalt viel leichter damit verdienen können, aber für ihn war die Chemie nur ein Wegbereiter für seine medizinischen Untersuchungen. Im Jahre 1775, mit 20 Jahren, nahm Hahnemann von seinem Elternhaus Abschied, um in Leipzig Medizin zu studieren und bekam das letzte Geld in Höhe von 20 Talern von seinem Vater. Der Sohn hatte volles Verständnis für seinen Vater.

„Er hatte bei seinem kärglich zugemessenen Einkommen noch mehrere Kinder zu erziehen. Genug zur Entschuldigung des besten Vaters!"

Dies enthält keinen Vorwurf, sondern seine tiefe Sehnsucht nach den Freuden der Jugendzeit. Er kannte das Gefühl sorgloser Freiheit, frischer, jugendlicher Lebensfreude nicht - all dies war ihm vorenthalten, auch wenn ihn danach dürstete. Er mußte unaufhörlich für sein Studium und seinen Lebensunterhalt arbeiten. Studentenfreuden, Unterhaltung und Freundschaften konnte er sich nicht leisten. Aber die Freude und Erwartung den geheimnisvollen Schatz der Heilkunst heben zu dürfen, gaben ihm mehr als genug. Seine Sprachkenntnisse kamen ihm zustatten. Er unterrichtete einen wohlhabenden Griechen in Deutsch und Französisch und übersetzte englische Werke ins Deutsche. Selbstverständlich waren alle Werke in irgendeiner Weise mit Medizin und Heilkunde verbunden und vermehrten gleichzeitig sein Wissen. Er vergaß die Lektion seines Vaters nie und achtete darauf, sich ein Gleichgewicht zwischen geistiger Arbeit und körperlicher Bewegung an frischer Luft zu bewahren. Dadurch erhielt er die körperliche Vitalität und Energie, um unermüdlich geistige Arbeit erfolgreich zu leisten. Auch bei geistiger Arbeit verschwendete er keine Energien. Er besuchte nur die Vorlesungen, die seine Zwecke förderten. Sein Motto war *„in kleinen Dosen aneignen und erst verdauen"*.

Seine Lebensaufgabe: kranke Menschen heilen

Hahnemann blieb nicht lange in Leipzig, das ihm nicht viel bieten konnte. Es gab dort keine Möglichkeiten, das erlangte Wissen praktisch am Krankenbett zu erproben. Auch verliert er über die dortigen Professoren keine Worte, obwohl er sonst immer alle dankbar erwähnt. Vermutlich verbarg er taktvoll seine Enttäuschung. Schon im Frühjahr 1777 verließ Hahnemann Leipzig genauso arm, wie er gekommen war. Ein böses Schicksal trennte ihn von seinen Ersparnissen. Er erwähnt weder Täter noch Umstände und hält sich vergebend mit folgenden noblen Worten zurück: *„Reue gebietet Versöhnung und ich verschweige Namen und Umstände."*

Mit 68 Gulden, 12 Kreuzern in der Tasche lenkte er seine Schritte erwartungsvoll und mit großem Optimismus nach Wien. Keine noch so widrigen Umstände, keine noch so harten Entbehrungen konnten sein Vertrauen in Gott erschüttern. Auch in größter Not behielt er den Kopf oben und verlor niemals den Glauben in die Güte der göttlichen Pläne. Wien war von jeher eine angesehene Universitätsstadt, berühmte Professoren verkündeten dort die Geheimnisse der Heilkunde. Der kaiserliche Leibarzt Dr. von Quarin war Rektor der Universität. Neben seiner Lehrtätigkeit leitete er das 'Spital der barmherzigen Brüder.' Bald durfte Hahnemann ihn bei seinen Privatsprechstunden und Hausbesuchen begleiten, eine innige Freundschaft verband die beiden Männer. Das Vertrauen des höchst angesehenen Quarins in die Fähigkeiten seines Lieblingsschülers muß unendlich groß gewesen sein, schließlich hatte Hahnemann erst fünf Semester studiert und erfreute sich nur weniger Monate praktischer Erfahrung mit Quarin. Die finanzielle Notlage Hahnemanns blieb Quarin nicht verborgen. Mit besonderer Liebe gedenkt Hahnemann Quarins:

„Dem Spital der barmherzigen Brüder oder vielmehr dem großen praktischen Genie, dem Leibarzt von Quarin verdanke ich, was Arzt an mir genannt werden kann. Seine Liebe, ich möchte sagen, seine Freundschaft hatte ich; ich war der Einzige meiner Zeit, den er zu seinen Privatkranken mit sich nahm. Er zeichnete mich aus, liebte und lehrte mich, als wenn ich der Einzige und Erste seiner Schüler in Wien und mehr noch gewesen wäre, und Alles dies, ohne je von mir Vergeltung erwarten zu können."

1777 wurde Baron von Bruckenthal zum Gouverneur und Statthalter von Siebenbürgen in Hermannstadt ernannt. Kurz drauf trat Hahnemann auf Empfehlung Quarins, der ihn damit besonders auszeichnen wollte, eine Stelle als Hausarzt Bruckenthals und Ordner seiner ansehnlichen Bibliothek an. Er fand hier gute Gelegenheit und Zeit, sich in die medizinische Literatur zu vertiefen und seine Sprachkenntnisse zu erweitern. Als er nur 'ungern' zu Anfang des Jahres 1779 von Siebenbürgen Abschied nahm, beherrschte er die lateinische, griechische, englische, französische, italienische, hebräische und syrische Sprache. Dies war ungemein wichtig für ihn, um die alten Klassiker der Medizin im Original lesen zu können. Am 10. August 1779 nach dem Abschluß des Sommersemesters stellte er seine Dissertation vor: ***„Conspectus adfectum spasmodicorum aetiologicus et therapeuticus"*** („Betrachtung der Ursache und der Behandlung von Krampfzuständen") und erhielt darauf die Würde eines Doktors der Medizin. Nach 4 Jahren schloß er sein Arztstudium ab, wovon Hahnemann eigentlich nur sechs Semester auf der Hochschule war. Sein ungeheurer Fleiß und seine Begabung ermöglichten es ihm, das damalige Pensum in dieser kurzen Zeit zu bewältigen.

Mit 24 Jahren war der Grundstein gelegt, um seine Lebensaufgabe – ***„kranke Menschen heilen"*** – verfolgen zu können. Dieser einfache Leitsatz zeigt, wie weit Hahnemann schon damals im Verständnis des Heilansatzes war, wo wir heute noch große Schwierigkeiten haben, diese Aufforderung in vollem Umfang in die Tat umzusetzen. Also nicht versuchen, Krankheiten zu beseitigen, sondern nur das Krankhafte im Menschen lösen, so daß die Seele und die Person als Einheit fungieren, dann werden nicht mehr notwendige Krankheitsäußerungen im Laufe der Zeit verschwinden. Hahnemann lebte diese Philosophie später auf allen Gebieten der Heilwissenschaft über Arzneikunde zu Hygiene, Diät, Kindererziehung, Ehe, Geisteskrankheiten, Sozialkunde usw.

Doch kommen wir zurück zu seinen Anfangsjahren.

Die Sehnsucht brachte den jungen Arzt, der voller neuer Hoffnungen war, der leidenden Menschheit helfen zu können, in sein geliebtes Sachsen, nach Hettstedt im Mansfeldischen, mit einer Unterbrechung in Leipzig bei Leonhardi, um seine Chemiekenntnisse zu vertiefen.

„Ob ich polypenartig, an meinem Geburtsfelsen eingewurzelt, unbeweglich hätte fortvegetieren und nicht von Zeit zu Zeit, ein Freier, in verschiedenen Ländern hätte wohnen sollen, um mich auszubilden (wie die ausgezeichneten Män-

ner aller Zeiten thaten) darüber kann ich von Brückmann und Konsorten keinerlei Belehrung annehmen". S. H. erwidert den Vorwürfen des Leibarzt Dr. Brückmann in Braunschweig.

Hahnemann war von jeher ein unruhiger Geist auf der Suche nach immer mehr Wissen und Möglichkeiten. Er war ein richtiger Wandervogel. Mal fand er keine passende geistige, soziale und kulturelle Umgebung, ein andermal hatte er alle Möglichkeiten der Weiterbildung ausgeschöpft. Mal waren es finanzielle Gründe, ein anderes Mal machten Anfeindungen seinem weiteren Aufenthalt ein Ende. Nach neun Monaten verließ er Hettstedt mit den Worten:*„Es war unmöglich sich geistig oder körperlich zu entwickeln".* Er hatte dort angefangen, Artikel zu schreiben, die in Krebs ***„Medizinischen Beobachtungen"*** veröffentlicht wurden, und die ihn in der Welt der Medizin bekannt machten. Das war der Beginn seiner schriftstellerischen Laufbahn, die er bis zu seinem Lebensende mit Fleiß und Hingabe pflegte.

Über die Ehe

Schnell folgten Dessau und Gommern auf seiner Wanderschaft. In Dessau brachten ihn seine Forschungen auf dem Gebiet der Chemie und der Bergwerke in Kontakt mit dem Apotheker Häseler, dessen siebzehnjährige Stieftochter Johanne Leopoldine Henriette Küchler das Herz des sechsundzwanzigjährigen Hahnemanns eroberte und auf deren Rat hin er den Posten des Physikus in Gommern, in der Nähe von Magdeburg, annahm. Am 17. November 1782 wurden sie getraut, es folgte eine lange glückliche Ehe. Elf Kinder machten ihnen Freude. *„Vier Töchter und ein Sohn machen nebst meiner Gattin die Würze meines Lebens"* schrieb der 35 jährige Hahnemann. Hahnemann gibt der Ehe eine gewichtige Stelle bei seinen Ratschlägen für ein gesundes Leben. Die Ehe spiele eine außerordentliche Rolle für das Wohl sowohl des Körpers als auch der Seele. Ledigen empfahl er immer wieder, sich einen Partner zu suchen, um die Ehe zu schließen.

C. Wiesicke-Plauen, dankt Hahnemann für seine Heilung und teilt zugleich seine Verlobung mit einem braven Mädchen mit, »welches die Eigenschaften besitzt, die Sie mir anempfohlen haben«.

Hahnemann am 12. September 1829 an Dr. Schreter in Lemberg: *„Lieber Herr College! Ich wünsche Ihnen viel Glück zu Ihrer Verehelichung. Das haben Sie gut gemacht. Bloß eine vernünftige, gute Ehe macht den Jüngling zum Manne und das Mädchen zu einer ehrenhaften Frau. Beide vervollkommnen sich miteinander und Liebe und gegenseitiger Beistand, Ermahnung und Rath hilft die Bürde des Lebens leicht tragen und verschafft uns den auf Erden möglichen Himmel ...."*

Zahlreiche Briefe an Kranke und Freunde machen seinen Stand deutlich. Bekannt sind die Briefe, die Hahnemann in den Jahren 1827 und 1828 an die Baronin Jenny von Gustedt, die Freundin Goethes, (Goethe ließ sich auch von ihm behandeln) schrieb, und die Lily Braun, die bekannte Vorkämpferin der Sozialdemokratie, in ihrem vielgelesenen Buch: „Im Schatten der Titanen" veröffentlichte. Ausschnitte aus 2 Briefen.

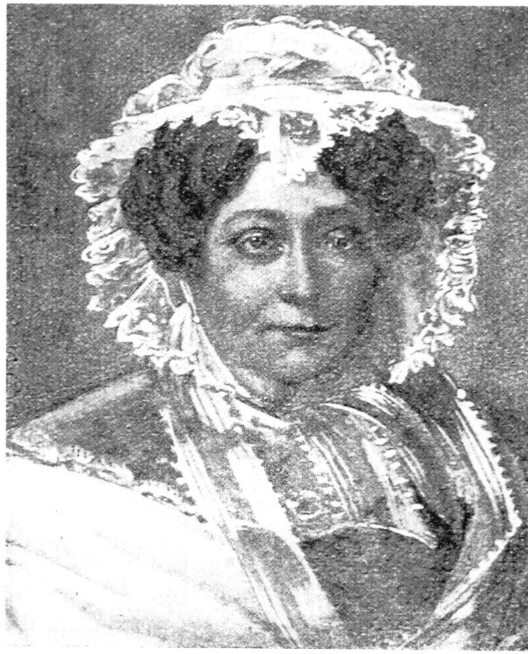

Frau Hofrat Hahnemann, geborene Küchler

„Die unnennbaren, Sie noch jetzt bestürmenden Gefühle werden sich ..... am besten in einer, wie Sie verdienen, glücklichen Ehe zu einem ruhig frohen Leben auflösen, unter schönen Mutter- und Gattenpflichten."

„Wem die gütige Vorsehung den sendet, der Ihrer würdig ist, der wird um Ihre schöne Seele fragen, und Ihre Schönheit nur als vortreffliche Zugabe ansehen – der wird auch ein Mann sein, vor dem die Gecken fliehen und die Wüstlinge beschämt zurücktreten, die keine Ahnung von dem Werthe einer engelreinen, weiblichen Seele haben."

Hahnemanns Zeit in Dresden und Leipzig

In den sieben Jahren von 1785-1792 wechselte Hahnemann nur zweimal seinen Aufenthaltsort. Er wurde etwas seßhafter und blieb bis 1789 in Dresden. Die Stadt war zu groß, als daß ein unbekannter Landarzt sich bald seinen Lebensunterhalt hätte verdienen können. Die Jahre, in denen Hahnemann seine medizinischen Kenntnisse erweiterte, vergingen trotzdem rasch. Zum Teil wurde dies durch den Stadtphysikus Wagner gefördert. Hahnemann durfte ein Jahr lang sämtliche Krankenhäuser der Stadt als Stellvertreter für den erkrankten Stadtphysikus betreuen. Außerdem bot er ihm die Gelegenheit, sich in die Berufstätigkeit und in die Aufgaben eines Gerichtsarztes einzuleben. Dafür spricht Hahnemann dem älteren Kollegen Wagner seinen ganz besonderen Dank aus. In Dresden waren die Bekanntschaften der Bibliothekaren Hofrath Adelung und Daßdorf äußerst wertvoll.

Er fuhr in seiner schriftstellerischen Tätigkeit fort, und in den Jahren 1785-1789 brachte er mehr als 2200 gedruckte Seiten heraus, Übersetzungen, selbständige Werke und Abhandlungen. Wenn wir bedenken, daß er von seinem ärztlichem Beruf – jedenfalls in dem Stellvertretungsjahr – sehr in Anspruch genommen wurde, dann müssen wir über den Fleiß, über die ungeheuere Energie und Arbeitskraft staunen. Es zeigten sich dabei seine Vielseitigkeit und geistige Spannkraft. Er führte seine Übersetzungen gewissenhaft durch, außerdem versuchte er immer, alles auf den neuesten Stand zu bringen und in Bemerkungen und Fußnoten seine Kenntnisse mit hineinfließen zu lassen, um dem Original treu zu bleiben. Besonders zu erwähnen ist die Schrift ***„Die Kenntnisse der Güte und Verfälschung der Arzneimittel"*** *von B.v.d. Sande, Apotheker in Brüssel und Hahnemann.* – Der größere Teil der Schrift ist Hahnemann zuzuordnen. Wiederholt beklagte er die Unzuverlässigkeit der pharmazeutischen Präparate und proklamiert schon in dieser frühen Schrift die Selbstzubereitung der Arznei, um Verunreinigung zu vermeiden. Diese Ermutigung zu Selbständigkeit und Eigenverantwortlichkeit wird später ein besonderer Anlaß der Anfeindung sein. Seine Schriften über ***„die Steinkohlenfeuerung"*** und ***„die Weinprobe"*** zeugen unter anderem von seiner Vielseitigkeit, z. B. auch die hochgelobte Übersetzung einer Liebesgeschichte aus dem Englischen ***„Geschichte Abälards und der Heloise"*** (638 Seiten).

Die Dresdner Zeit war nur die Ouvertüre zu Hahnemanns eigenem Werk, wie es die nächsten fünf Jahrzehnte mit sich brachten, in denen er die Basis für die Homöopathie schuf und sie bis zum Ende seines Lebens vervollkommnete. Er erkannte die Unzulänglichkeit der Wissenschaft sowie der Heilverfahren der damaligen Zeit in ihrer ganzen Tragweite und kämpfte, erforschte und arbeitete mit unerschöpflicher Kraft, um die Medizin aus der barbarischen Tyrannei herauszuholen und sie in eine herzliche, menschenwürdige Aufgabe, in eine Berufung aus Nächstenliebe zu wandeln. Wenn er manchmal ungemein hart gegen die Ärzteschaft anging, dürfen die Roßkuren der damaligen Zeit nicht außer Acht gelassen werden, das Elend, die Misere, die unglaublichen Folterungen durch unzählige Heilverfahren; all das weckte in ihm das dringende Bedürfnis, die Medizin zu revolutionieren. Leider nahm die Barbarei im Lauf der folgenden 200 Jahre immer nur ein subtileres, scheinbar würdigeres Gesicht an, sie hat aber bis heute nicht aufgehört. In der Vorrede zu seinem Werk über Arsenikvergiftung bekommen wir einen erschütternden Einblick in die damalige Situation.

> *„Eine Menge Ursachen, ich mag sie nicht herzählen, haben seit einigen Jahrhunderten die Würde jener Gott nachahmenden Wissenschaft, der praktischen Heilkunde, zur elenden Brotklauberei, zur Symptomenübertünchung, zum erniedrigten Rezepthandel, Gott erbarms, heruntergetrieben, zum Handwerke, das die Hippokraten unentdeckbar unter den Troß befranzter Arzneibuben mischt. Wie selten gelingts noch hie und da einem rechtschaffenen Manne,*

durch die Größe ausgezeichneter Wissenschaften und Talente sich über die Heuschreckenwolke der Medikaster zu erheben und einen so reinen und echten Glanz über die Kunst zu werfen, an deren Altare er dient, daß es selbst dem Pöbel unmöglich fällt, den ehrwürdigen freundlichen Abendstern mit dünstigen Sternschnuppen zu verwechseln! Wie selten ist diese Erscheinung, und deshalb wie unvermögend der gereinigten Heilkunde überhaupt, ihren vermoderten Adelsbrief zu erneuern."

Trotz der erschreckenden Darstellung bereitet uns seine treffsichere Ausdrucksweise Freude. Er war auf vielen Gebieten ein Meister, so auch in der Sprachgewandheit. Diese Schrift hatte viele wichtige Folgen. **'Die gerichtliche Ausmittelung'** der Arsenikvergiftung ist ihm zu verdanken. Dieses Gebiet der gerichtlichen Chemie erhielt durch Hahnemanns Untersuchungen neue Anregungen und verdankt ihm einen beträchtlichen Fortschritt. Er forderte das Verbot des Arsenikverkaufs und machte ausführliche Vorschläge zur allgemeinen Giftverordnung, die bis in das zwanzigste Jahrhundert genau befolgt wurden. Er gab drei neue Arsenreaktionen bekannt, sichtete die empfohlenen Hilfsmittel gegen diese Vergiftungen und gab exakte Anwendungsvorschriften auf Grund seiner Arzneimittelprüfungen an Hunden. In seiner Broschüre über Arsen führt er 389 verschiedensprachige Schriftsteller aus vielen Jahrhunderten in 861 detaillierten Quellenangaben an. Die Belesenheit Hahnemanns erweckt in uns ehrfürchtiges Staunen und Achtung.

Lange bevor Hahnemann im Jahre 1789 nach Leipzig zog, hatte er den Arztberuf völlig aufgegeben, weil er keinen Ausweg aus der medizinischen Misere fand und vor seinem Gewissen nicht schuldig werden wollte.

„Auf diese Art ein Mörder oder Verschlimmerer des Leidens meiner Mitmenschen zu werden, war mir der fürchterlichste Gedanke, so fürchterlich und ruhestörend für mich, daß ich in den ersten Jahren meines Ehelebens die Praxis ganz aufgab und fast keinen Menschen mehr ärztlich behandelte, um nicht noch mehr zu schaden."

Seine stetig anwachsende Familie ernährte er mühselig mit der Schriftstellerei. Die Methoden der damaligen Heilwissenschaft wollte er seinen Patienten nicht zumuten. Er beschränkte sich auf Diätanweisungen, Wasseranwendungen und Hygiene, aber bei echten chronischen Krankheiten waren die Resultate leider nicht sehr zufriedenstellend. Aus gesundem Menschenverstand bekämpfte er die damaligen unsinnigen Heilverfahren.

„Aderlassen, Temperirmittel, laue Bäder, verdünnende Getränke, ermattende Diät, Blutreinigungen und ewige Lascanzen und Klystire sind der Zirkel, worin sich der Mittelschlag der deutschen Ärzte unablässig herumdreht."

Der Tod des Kaisers Leopold II von Österreich 1792 durch wiederholte Aderlässe war für Hahnemann Anlaß genug, einen rückhaltlosen und scharfen Angriff gegen den schlimmen ärztlichen Unfug zu verüben. 1792 erschien ***„Freund der Gesundheit"***, ein kleiner Ratgeber für die breite Öffentlichkeit, in der er sich als Hygieniker allergrößten Formats zeigte. Hahnemann stellte völlig neue hygienische Forderungen und gab Rat in allen nur möglichen Bereichen des Lebens: für die richtige Schlafstatt, gegen falsche Heizung und schlechte Lüftung, für die Notwendigkeit von Luft und Licht in der Kinderstube, über gewissenhaften Schutz vor ansteckenden Krankheiten und empfahl allmähliche Abhärtung. Seine Forderungen für die Behandlung von Infektionskrankheiten in Friedens- und Kriegszeiten, für die Einrichtung und den Bau von Krankenhäusern, für die Desinfektion von Wohnungen und Geräten und die Austrocknung von Sümpfen sind so, wie man sie auch heute stellen würde. Aber vergeblich werden wir seinen Namen in einem Handbuch der sozialen Hygiene suchen. Aus Hahnemanns Briefen und anderen Schriften sehen wir, wie wichtig er die Lebenweise für das Gesundwerden hielt, aber auch wie individuell er sie handhabte.

Hahnemann zeigt und lehrt uns, daß das homöopathische Prinzip der Individualisierung allgemeine Gültigkeit in allen Bereichen hat, nicht nur bei der Wahl des Arzneimittels.

So finden wir aus einem Brief vom 16. Oktober 1830 an seinen Freund Dr. Stapf (er war auch der Herausgeber des ***„Stapf Archiv"***, der ersten homöopathischen Zeitschrift) grundlegende Ideen über gesunde Lebensweise, sowie einen weiteren Beweis seiner Belesenheit:

> *„Ein Hauptgrundsatz zum Gesundwerden ist, was Confucius die goldene Mittelstraße nannte und in einem herrlichen Buche beschrieb - die aurea mediocritas, rien de trop! Auf dieser goldenen Mittelstraße bitte ich Sie, sich einzig zu bewegen in Betreff aller erlaubten Dinge (verboten wurden zuvor möglichst Wein, Kaffee, Thee, Punsch, Säuren und Gewürze, vorzüglich Vanille, Zimt, Nelken und Parfüms). Ich wünsche, daß Sie täglich bei jeder Witterung ins Freie gehen, nie laufen, aber auch nur zur Noth wenig fahren oder reiten mögen, sich mit dem Schlafengehen an die Bürgerglocke 10 Uhr halten, sich nicht einlesen mit dem Buche im Bette, nach 8 Uhr abends kein nachdenkliches, geistiges Geschäft mehr vornehmen, früher abends als um 8 Uhr etwas, am besten recht wenig und nie Fleisch und Eier zu Abend essen ... sich mit keinem thun über Kräfte anstrengen und allen Verdruß mit kaltem Blute wie ein weiser Mann bei Seite legen mögen."*

In einem Brief vom 16. März 1831 an seinen innigsten Freund Dr. Bönninghausen äußert er sich genauer über die Individualität – was für den einen verboten ist, kann ein anderer ruhig genießen – und sein Vertrauen in die Kraft des potenzierten Simillimums (des ähnlichsten Mittels).

„Der arme Drescher vom Lande von den schwersten chronischen Leiden vorzüg-

lich, da er sich durch Allöopathie nicht verderben zulassen, vermögen besaß, in ganz kurzer Zeit geheilt wird, ohne daß ich ihm seine Zwiebel, seinen Speck, seine Wurst, sein schlechtes Brod, Märretig u.s.w. verbiete-(Kaffee und Branntwein zu kaufen, ist er ohnehin zu arm). Durch alles dies wirken unsere hochpotenzierten Arzneien ungehindert durch. Auch im Anzuge kann sich der Arme nicht an die Regeln halten und dennoch wird er unglaublich schnell gesund! ... Auch die Parfüms der Reichen würden mich wenig hindern, wenn sie nicht alle, durch Gesundheit schmälig untergrabende, allöopathische Parforce-Kuren schon unheilbar gemacht, in unsere Hände geriethen". Und an einer anderen Stelle: *„Unendlich sicher ist's, nicht's von der Art zu brauchen, sondern unter Beobachtung der größten Mäßigkeit in Leibes- und Seelendiät seinem eigenen, zur Krankheitszeit instinktartig erwachten Verlangen nach dem oder jenem, mit Mäßigung zu folgen."*

An dieser Stelle ist Hahnemanns Einsatz bei Geisteskranken besonders hervorzuheben. Wenn wir bedenken, daß es in der damaligen Zeit und noch lange nachher fast keine Nervenärzte und Psychiater gab, dann sind wir ihm die Anerkennung seiner hervorragenden Leistung auf diesem Gebiet noch schuldig. Erst ein knappes Jahrhundert später hat man angefangen, sich tiefgehend mit psychiatrischen Fragen auseinanderzusetzen. Wenn man sich das vor Augen hält, können wir nur seinen durch brüderliche Liebe bewegten Geist bewundern. 1792 zieht Hahnemann nach Georgenthal-Gotha unterstützt durch den menschenfreundlichen Fürsten, den Herzog Ernst von Sachsen-Gotha, der einen Teil seines Jagdschlosses Georgenthal zu einer Heilanstalt für Geisteskranke umwandelte. Leider hatte die damalige Zeit nicht viel übrig für Geisteskranke, insbesondere wurden die hohen Aufenthaltskosten und der große Zeitaufwand nicht eingesehen, und so kam nur ein einziger Patient, Herr Klockenbring aus Hamburg, in diese Anstalt.

1795 wurde im **„Nekrolog"** von Friedrich Schlichtegroll über die vollständige Heilung Klockenbrings berichtet. Diese Heilungsgeschichte zeigt, daß Hahnemann ganz und gar von der damals üblichen Behandlung abwich und neue Wege ging. Halten wir hier die prägnanten Punkte und Ereignissse fest:

„Da ich keinen Wahnsinnigen je mit Schlägen oder anderen schmerzhaften körperlichen Züchtigungen bestrafen lasse, weil es für Unvorsätzlichkeit keine Strafe giebt, und weil diese Kranken bloß Mitleid verdienen, und durch solch rauhe Behandlung immer verschlimmert, wohl nie gebessert werden, so zeigte er (Klockenbring) mir oft mit Thränen die Reste der Schwielen von Stricken, deren sich seine vorigen Wächter bedient hatten, ihn in Schranken zu halten. Wohl muß der Arzt solcher Unglücklichen ein Betragen in seiner Gewalt haben, was Achtung einflößt, was aber auch Zutrauen erweckt; er fühlt sich nie von ihnen beleidigt, weil ein Vernunftloser nicht beleidigen kann. Der Ausbruch ihres ungegründeten Zorns erregt bloß seine Theilnahme an ihrem jammervollen Zu-

stande, und feuert seine Menschenliebe zur Hülfe an." „In den ersten Wochen beobachtete ich ihn bloß, ohne ihn ärztlich zu behandeln."

Er beobachtet wochenlang, läßt ihn erzählen und sein. Der Kranke soll alleine sein, sogar der Besuch seiner Frau wird nicht gestattet, so daß der Kranke nur mit sich und seiner Krankheit beschäftigt ist und nicht durch äußere Reize erregt wird. Der behandelnde Arzt soll durch seine Persönlichkeit und Ausstrahlung auf den Kranken wirken; durch Freundlichkeit und Menschlichkeit, aber mit respektfordernder Bestimmtheit. Auf diese Weise werden Achtung und das nötige Vertrauen erweckt. Das waren die Grundsätze, die Hahnemann aufstellte und die großes Aufsehen erregten. Heutzutage erscheint es uns selbstverständlich, so daß nur Ehrlichkeit das große Verdienst Hahnemanns wird würdigen können. Wie zu erwarten, wurde Hahnemann heftigst angegriffen. Auf die Frage »wieviel Narren Hahnemann jetzt in seiner Anstalt habe? « lautete die trockene Antwort des 'witzigen' Amtmann zu Georgenthal:»Einen, und das ist er selbst!« Dieser begnadete Arzt, der auf so mannigfaltigen Gebieten Pionierarbeit leistete, wurde so angefeindet, daß wir seinen Namen bis heute in keinem Sachbuch finden.

Die Geburt der Homöopathie - 1790

Wir schreiben das Jahr 1790. Hahnemann ist dabei, Cullens „Materia medica" zu übersetzen und wie gewohnt vermerkt er in Fußnoten seine eigenen Erfahrungen und Kenntnisse. Er liest Cullens Erklärungen über die Wirkung der Chinarinde bei Wechselfieber. Es kommt ihm alles sehr spekulativ vor. Er ist aber ratlos, da ihm sein geringes Wissen über diese Rinde nicht weiter hilft. Da kommt ihm die geniale Idee, einen Selbstversuch zu machen. Er ißt etwas von der Chinarinde. In wenigen Stunden bekommt er die typischen Symptome des Wechselfiebers! Zufall? Nein - Hahnemann wiederholt das Experiment noch einige Male mit demselben Resultat.

Die Homöopathie ist geboren! Die Erkenntnis ist überwältigend. Hahnemann beobachtete, experimentierte weiter und sammelte Erfahrungen. Sechs Jahre ließ er sein geistiges Kind wachsen und gedeihen. Erst im Jahre 1796 publizierte er seine Entdeckung in einer Abhandlung in Hufelands Journal ***„Versuch über ein neues Prinzip zur Auffindung der Heilkräfte der Arzneisubstanzen."*** Hahnemann war sehr gewissenhaft, alle Theorien waren gründlich durchdacht und durch zahlreiche Experimente und Erfahrungen belegt. So vergingen sechs lange Jahre bevor die erste Veröffentlichung gemacht wurde, und es liegen tiefbewegende Bekenntnisse über seine Gemüts- und Seelenverfassung in dieser Zeit des Dranges vor. Seine äußeren Umstände waren keineswegs glücklich, das Aufgeben der ärztlichen Tätigkeit – sein tiefer Wunsch, Menschenseelen zu helfen war damit erst einmal zerstört – die Notwendigkeit, die anwachsende Familie mit Übersetzungen, Schriftstellerei und chemischen Experimenten zu ernähren.

In Stichworten die Stationen seiner ruhelosen Wanderschaft:

Gotha, Frühjahr 1792; Georgenthal bei Gotha, Juni 1792 bis 1. Juli 1793; Molschleben bei Gotha, Göttingen, Pyrmont, Wolfenbüttel und Braunschweig bis 1796; Königslutter bei Braunschweig bis 1799; Hamburg-Altona bis Sommer 1800; Mölln im Lauenburgischen bis Sommer 1801; Mehern und Eilenburg bei Leipzig; Rückkehr nach Dessau; Torgau Ende 1804.

Mit welchem Mut und welcher Selbstlosigkeit unterzog er sich den Selbstversuchen über die Wirkung der Arzneimittel! Er begab sich in unbekannte Gefilde. Niemand wußte, wie lange die Wirkungen der zu prüfenden Mittel im Körper anhielten; schwinden sie überhaupt jemals; welch eine Menge des Stoffes ist mit geringem Risiko behaftet; wie oft darf man wiederholen? All das und mehr mußte Hahnemann am eigenen Leib erfahren. Erst nach einigen Jahren bezog er nach und nach seine Familie in die Prüfungen mit ein. Später halfen treue Freunde mit. Alles wurde gewissenhaft niedergeschrieben, überlegt, ausgearbeitet und geordnet. Hahnemann prüfte in seinem Leben nicht weniger als hundert Arzneimittel.

Seine Rückkehr zum ärztlichen Beruf und die Erprobung des Theoretischen

Entsprechend der damaligen Zeit gab Hahnemann am Anfang große Dosen der Arzneien. Die neue Heilkunde brauchte Jahre, bis sie ausgereift war. Seine ersten Versuche, die Dosis systematisch zu reduzieren, finden wir 9 Jahre später um die Jahrhundertwende 1799-1800. Er war gezwungen, durch immer wieder heftige, manchmal gefährliche Reaktionen auf das Heilmittel nach dem Prinzip der Ähnlichkeit die Dosis zu reduzieren. Das Wort Dynamisierung findet erst viel später bei Hahnemann Platz. Am Anfang hieß es nur Verdünnung. Die Schüttelschläge bzw. Verreibungen wurden gemacht, um die Arzneistoffe gleichmäßig in der Trägersubstanz zu verteilen. Mehr über seine Gemüts- und Seelenverfassung können wir aus dem Aufsatz in Hufelands Journal im Jahre 1797 sehen:

> ***„Sind die Hindernisse der Gewißheit und der Einfachheit der praktischen Heilkunde unübersteiglich?"*** *„Mir selbst waren die äußeren Hindernisse der Kunst bekannter, als ich wünschte; von jeher umlagerten sie meinen Wirkungskreis. Auch ich stellte sie mir lange als unüberwindlich vor und war fast im Begriffe, ebenso zu verzweifeln und mein Arztthum ebenso als das Spiel unvermeidlicher Umstände und unhintertreiblicher Hindernisse zu achten, bis der Gedanke in mir aufstieg, ob wir Ärzte nicht zum Theil selbst an dieser Uneinfachheit und Ungewißheit unserer Kunst schuld sind?"*

Und in seinem nächsten Aufsatz über die Homöopathie ***„Aeskulap auf der Waagschale"*** (1805) bekennt er: *„Nach der Entdeckung der Schwäche und Mißgriffe meiner Lehrer und meiner Bücher sank ich in einen Zustand von trübsinniger Indignation, die mir das Studium der Arzneikunde beinahe völlig verleidet hätte. Ich war im Begriff zu glauben, die ganze Kunst sei nichtig und einer Verbesserung unfähig. Ich überließ mich meinem einsamen Nachdenken und beschloß, meinen Überlegungen kein Ziel zu setzen, bis ich zum entscheidenden Entschluß gelangt sein würde."*

In seinem 1796 erschienenen Aufsatz legte er den Grundstein der Homöopathie und führte die drei Wege des Heilens auf, die es bisher gegeben hatte:

„Der erste Weg, die Grundursachen der Übel hinwegzunehmen oder zu zerstören, die vorbeugende Tätigkeit der Ärzte, sei die erhabenste; doch müsse er 'diese königliche Straße diesmal zur Seite liegen lassen'.
Der zweite Weg, der meistbegangene, contraria contrariis, d.h. Entgegengesetztes durch Entgegengesetztes zu heilen, sei bei chronischen ausartenden akuten Krankheiten verwerflich.*

Der dritte Weg, nur von Zeit zu Zeit von besseren, einsichtsvolleren und gewissenhafteren Ärzten beschritten, geht dahin, das Übel von Grund auszuheben durch 'spezifische' Mittel. Hier regiere aber nur Zufall, empirisches Apropos (Eingabe des Augenblicks)."

Hahnemann wandelte durch die Prüfungen diese Zufallsmedizin in eine rationale Wissenschaft mit genauen Regeln und Prinzipien und stellte dem alten Heilgrundsatz ***'contraria contrariis'*** zum erstenmal den anderen Grundsatz ***'similia similibus'*** gegenüber. Das Jahr 1796 ist das Konfirmationsjahr der Homöopathie. Der herrschenden Heilmethode 'contraria contrariis' gab er die Bezeichnung ***'Allöopathie'***-zusammengesetzt aus dem griechischen 'alloion' = andersartig und 'pathos' = Krankheit oder Leiden.

Bald zeigte Hahnemann, daß die präventive Medizin sehr wohl mit spezifischen Arzneien ausgeführt werden kann. Wenn die Ähnlichkeit der Krankheit zu dem Zustand, den ein Arzneistoff produzieren kann, sehr groß ist, dann wirkt dieser Stoff vorbeugend gegen diese Krankheit. Schon 1801 publizierte er ***„Heilung und Verhütung des Scharlachfiebers."***

Der Scharlach wird ausführlich geschildert, sowie die Bereitung seines Gegenmittels und seiner Prophylaxe, Belladonna, die bis in alle Einzelheiten beschrieben wird.

---

*) Diese Art der Behandlung ist, wie wir wissen stets palliativ, unterdrückend, mit Nebenwirkungen verbunden und führt zum allgemeinen Verfall des Körpers und Schwächung der Lebenskraft. Die Qualität des Lebens wird immer schlechter. Die Wirkung des Antibiotikum ist in unkomplizierten Fällen schnell und sicher. Heilsam können wir es aber nicht nennen. Die geistigen und seelischen Hintergründe bleiben dabei unbeachtet und unberührt.

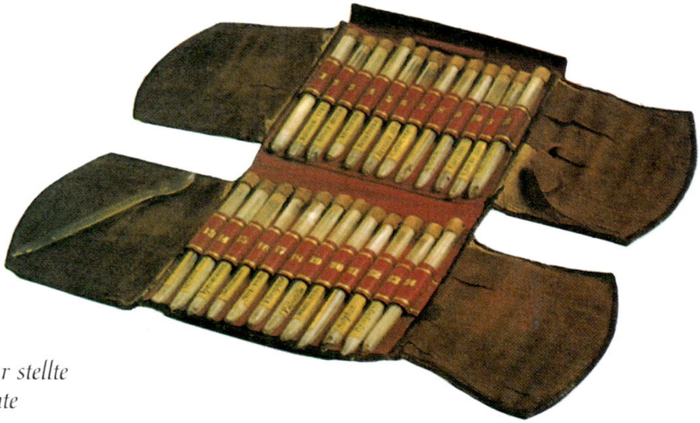

Hahnemanns Reiseapotheke: Er stellte seine Medikamente selbst her.

Wie sicher und wie weit überlegen diese Art der Vorbeugung gegenüber den herkömmlichen 'Impfungen' ist, ist den mit der Homöopathie vertrauten wohl bekannt. Wie viele Millionen und aber Millionen Opfer haben die Impfungen schon gefordert! Viele Jahre später wurde die Einführung der Scharlachprophylaxe fälschlicherweise Hufeland zugeschrieben. Er war aber ein ehrenhafter Mensch, der von Herzen jeden Fortschritt in der Medizin unterstützte. Er verbesserte sofort die falsche Bekanntgabe in seiner nächsten Ausgabe. 30 Jahre später im Jahre 1831 kam es in der medizinischen Welt zu einer Sensation, als Hahnemann seine Prophylaxe und die wichtigsten Heilmittel gegen die asiatische Cholera verkündete, bevor sie in Europa einrollte und beeindruckende Heilerfolge erzielte. Es war auch ein Beweis dafür, welche Exaktheit diese neue Wissenschaft schon erreicht hatte. Hufeland war Hahnemann wohlgesinnt und schätzte jeden seiner wertvollen Beiträge. Obgleich er selber mit den hohen Verdünnungen nicht zurechtkam, behielt er immer einen offenen Geist und verlor niemals die Vorteile der Homöopathie aus dem Auge. In einem Artikel verteidigt er die Homöopathie mit neun Vorteilen, denen er fünf Nachteile gegenüberstellt.

An den Schwächen des andern halten wir gerne fest. Es ist manchen regelrecht ein Bedürfnis, den anderen ins schlechte Licht zu stellen und anzugreifen. Damit will man seine alten Muster und seine Unwissenheit verteidigen und möchte das Neue nicht in sein Leben hineinlassen. Wie edel auch Hahnemann gewesen sein mochte und wie sehr ihm das Wohl der Menschheit am Herzen lag, haben seine sogenannten Fehler doch Anlaß zu heftigsten Angriffen gegeben. Über die Scharlachprophylaxe schrieb er eine kleine Schrift und verlangte eine Zahlung im voraus, um die Schrift überhaupt drucken zu können. Ein Subskriptionspreis erscheint uns heute als ganz normal, aber zu den damaligen Zeiten galt es als unerhört. Was auch immer seine Beweggründe sein mochten (finanzielle Not, große Familie-6 Kinder), so kostete ihn diese Taktik manche Freunde.

Als das Selbstdispensieren (eigene Arzneimittelherstellung) ihm in Leipzig verboten wurde und er nach zehnjährigem Aufenthalt im Juni 1821 Leipzig verlassen mußte, waren seine Schüler zum Teil sehr verärgert. Zehn Jahre hatte Hahnemann an der Leipziger Universität gelehrt. Er hatte einen ansehnlichen Kreis von Homöopathen aufgebaut und auf einmal verließ er die Stadt ohne zu kämpfen, gab einfach auf. Seine Schüler fühlten sich vom Meister verlassen. Hahnemann war ein hoch sensibler Mensch, der friedliche Lösungen suchte, wenn es zu harter Konfrontation kam. Er war nicht streitsüchtig und folgte seinem Schicksal ohne viel Widerstand zu leisten. Manche homöopathischen Kollegen machten ihm jedoch seine eiserne Überzeugung zum Vorwurf, die manchmal fast tyrannisch wirkte. Erst nach jahrelangem Ausprobieren gab er seine tiefgründigen Kenntnisse weiter, so daß es nicht verwunderlich ist, wenn er sich den Einwänden von Anfängern massiv entgegensetzte. Hahnemann wollte die Reinheit der Homöopatie bewahren. Mit neuen Erkenntnissen erweiterte und modifizierte er die Prinzipien und Regeln. Er selber forschte bis zu seinem Lebensende unaufhörlich, probierte und änderte um. Aber um ein Prinzip zu erweitern, muß man es in der Praxis erst kennenlernen. Hahnemann konnte mit unqualifizierten Kritiken nicht anders umgehen, als tyrannisch zu werden und Loyalität zur Homöopathie zu verlangen. Es war seine Schwäche, aber ihm lag das Wohl der Leidenden am Herzen. Hinter Unreinheit und Verfälschung der Lehre verbergen sich große Gefahren. Alle alten, falschen Richtungen hätten sich dadurch wieder einschleichen können. In der Tat ist die unreine Homöopathie heutzutage sehr verbreitet. Ab 1797 kämpfte er gegen die Arzneigemische und forderte die Einfachheit der Arzneimittel. In einem Aufsatz in Hufelands Journal zeigt er, wie willkürlich nach den Launen des Verschreibenden ein Arzneigemisch bestimmt wird und rein zufällig die gewünschte Wirkung erzielen könne.

1806 erscheint ***„Heilkunde der Erfahrung"*** der Vorläufer der ersten Ausgabe des ***„Organon der rationallen Heilkunde"*** (erschien 1810). Es enthält systematisch aufgebaut sämtliche Prinzipien der Homöopathie und deren praktischen Anwendung. Dieses Werk erfreute sich bis 1833 fünf Auflagen (1819,1824,1829,1833) -ab der 2. Auflage hieß es ***„Organon der Heilkunst"***. Weitere größere Werke Hahnemann sind: ***„Reine Arzneimittellehre"*** 6 Bände von 1811-1821 zusammengestellt. ***„Die Chronischen Krankheiten"*** 5 Bände von 1828-1839 geschrieben. Die Forschung für das letzte Werk erfolgte über zwölf Jahre. Zwischen diesem großen Werke entstanden viele Aufsätze und Artikel, wie z.B.: ***„Über die Lieblosigkeit gegen Selbstmörder"***, ***„Belehrung für den Wahrheitssucher"***, ***„Die Allopathie, eine Warnung für Kranke aller Art"***. usw. Hahnemann kämpfte von jeher gegen Spekulationen und Grausamkeiten in der Medizin. Von philosophischen Betrachtungen wird kein Kranker gesund, und Hahnemann, als ein Mann der Tat, führte nicht nur seine Arzneiprüfungen weiter, sondern machte die medizinische Welt ständig aufmerksam. So schreibt er:

> *„Man hat der Naturphilosophie eine Verschraubung und Desorganisation einer Menge von Köpfen junger Ärzte zu danken... Wie kann man es vor dem ge-*

sunden Menschenverstand verantworten, daß man diese theoretischen Grübeleien, die sich in keinem Falle konkret und anwendbar machen lassen, dem praktischen Arzte zu einem Hauptstücke seiner Kunst machen will?"

Der Göttinger Professor Girtanner äußert sich folgendermaßen über das heillose Wirrwar: *„In der dicken ägyptischen Finsternis der Unwissenheit, in welcher die Ärzte herumtappen, ist auch nicht der mindeste Strahl des Lichtes vorhanden, vermöge welches sie sich orientieren können ... Derjenige, der im Stande ist, mir Gewißheit in der Medizin zu zeigen, der werfe den ersten Stein auf mich!"* Im „Reichsanzeiger" fand man folgende Veröffentlichungen:

„Fast jede Woche kommt ein elender Barbier und macht von Haus zu Haus bekannt, daß heute gut Aderlassen sei,"...weiter *„Ich habe einen solchen Menschen gekannt, der seine Patienten in eine Reihe setzte, ihnen, einem nach dem anderen zuerst die Adern öffnete, dann, nachdem sie alle geöffnet waren, an dem ersten wieder zu verbinden anfing. Der letzte blieb mit seiner offenen Ader sitzen, bis die anderen alle verbunden waren. Selbst Ohnmachten konnten diesen Grausamen nicht bewegen, von seiner grausamen Ordnung abzugehen."*

Aber Hahnemann rebellierte nicht nur gegen Unsinnigkeiten, sondern brachte eine gänzliche Revolution in die Medizin. Heute wird ihm der ehrenvolle Platz unter den Großen nicht gewährt. Wie Paracelsus jahrhundertelang verleumdet und 'Irrlicht' genannt wurde, bis der Historiker Sudhoff seine großartigen Leistungen ans Licht gezogen hat, so wird Hahnemann heute immer noch verkannt und verleumdet. Die ihm gebührende Anerkennung wird ihm verwehrt. Trotz allem verbreitete sich seine Lehre, und er gewann immer neue Freunde und Schüler. Es bildeten sich Arbeitsgemeinschaften für Arzneiprüfungen. Hahnemann kam langsam aus seiner Armut heraus und wurde wohlhabender. Aber Angriffe auf ihn blieben die Regel. Der einzige Nichthomöopath, der nüchtern, sachlich und ohne Vorurteile Hahnemann und seine Lehre betrachtete, war Hufeland. 1826 faßt er die Vorteile der Homöopathie gegenüber ihren Nachteilen in einer Veröffentlichung zusammen:

1. Sie (die Homöopathie) wird auf das notwendige Individualisieren aufmerksam machen;
2. dazu beitragen, der Diät wieder ihren rechten Platz zu geben;
3. die großen Arzneigaben verdrängen;
4. auf die Einfachkeit der Verordnung der Arzneimittel hinführen;
5. sie wird zu genauer Prüfung und Erkenntnis der Wirkung der Arzneimittel im Lebenden führen, wie sie auch schon gethan hat;
6. das homöopathische Verfahren wird die Aufmerksamkeit mehr auf die Bereitung der Arzneien lenken und eine strenge Aufsicht über die Apotheker herbeiführen;

7. es wird nie positiv schaden;
8. es wird dem krankem Organismus mehr Zeit zur ruhigen und ungestörten Selbsthilfe geben;
9. es wird die Kosten der Kur außerordentlich vermindern.

Seine Vorwürfe gegen die Homöopathie entstehen zum größten Teil aus Unwissenheit.

1. Homöopathie sei symptomatisch.
2. Sie würde einen nachteiligen Einfluß auf das Studium der Medizin haben.
3. Sie führt zu Selbstdispensieren.
4. Das homöopathische Verfahren würde "Unterlassungssünden des Arztes hervorbringen", dabei meint er Blutentziehungen, Brechmittel und andere Ausleitungsmittel.
5. „Es raubt durch seine Grundsätze den Ärzten die Achtung und das Vertrauen für die innere Heilkraft der Natur."

Hufeland schließt seinen Aufsatz: „Die Zeit wird richten. Bis dahin wollen wir fortfahren, unparteiisch zu prüfen, uns mehr an die Sache als an die Theorie halten und vor allem keine neuen Sekten stiften mit Intoleranz und Verfolgungssucht, sondern uns alle als Diener eines Tempels und als solche betrachten, welche gemeinschaftlich nach einem Ziele streben, wenn gleich auf verschiedenen Wegen."

Was seine Lehre anging, war Hahnemann ein Diktator. Er verlangte absolute Treue von seinen Anhängern, und gerade das forderte ihre Kritik heraus, trotz des größten Triumphes seines Lebens, dem siegreichen Kampf gegen die Cholera 1831, der seine Anhängerschaft auch in ganz Europa vermehren ließ. Kann ein einzelner Mann mit so einer Richtigkeit eine Heilmethode aufstellen? Muß man nicht neue Wege ausprobieren? Dabei vergaßen die Kritiker, daß Hahnemanns Lehre die Erfahrungsheilkunde war. Er veröffentlichte nie etwas, bis er genau alles überprüft hatte. Um neue Wege auszuprobieren, müssen erst die alten gegangen sein, und deshalb seine Forderung *„Macht's nach, aber macht's genau nach."* Mit zunehmenden Alter war er voller Mißtrauen, und die Episode in Leipzig 1832, wo Hahnemann sich gegen alle durchsetzte, wird sehr gegen ihn gehalten.Es sollte ein homöopathisches Krankenhaus eröffnet werden und es ging darum, wer es leiten sollte. Hahnemann wollte einen reinen Homöopathen und keinen mit neuen Ideen. Es gab viele Mißverständnisse und Streitereien. Letzten Endes gab es zwei Parteien und der 'Meister' schaffte alle, die im geringsten unrein waren, hinaus und legte die Grundsätze der Homöopathie in seinem Vertrag fest, den er Schlag auf Schlag über die Anwesenden verfügte:

„Die Hauptpfeiler der Homöopathie sind:

1. Strenge, unbedingte Befolgung des Prinzips Similia similibus und
2. Vermeiden aller antipathischen (gegensätzlichen) Verfahren, wo es

möglich ist, durch homöopathische Mittel den Zweck zu erreichen, daher

3. *möglichst Vermeidung aller positiv sowie aller durch Nachwirkung schwächenden Mittel, daher Vermeidung aller Blutentziehungen, aller Abführungen von oben und unten,aller schmerzerregenden, rohmachenden, blasenziehenden Mittel, Brennen, Stiche usw.*
4. *Vermeidung aller bloß zur Aufreizung bestimmten und gewählten Mittel, deren Nachwirkung in jedem Falle schwächend ist."*

Mit der Schilderung des Kampfes im eigenen Lager haben wir etwas vorausgegriffen. Jahr um Jahr währte der Krieg mit den Gegnern der Homöopathie. Eine solche Bürde zu tragen, kostete ihn viel Kraft. Aber unermüdlich ging Hahnemann tagaus tagein seinen Pflichten nach. Die Nachfrage nach ihm wurde mit zunehmendem Alter nicht geringer, eher stieg der Andrang Kranker.

Hinzu kamen die zahlreichen Briefe ratloser Menschen, die seine Hilfe auf diese Weise suchten. Manche dieser Hilferufe nahmen den Umfang eines kleinen Leidensromans an. Aber sein großes Herz hatte Platz für jeden Leidenden, auch schwerst leserliche Schriften enträtselte die Liebe seines Herzens. Wir finden Hahnemann tief in die Nacht hinein am Arbeitstisch sitzend; von Erholung, Ruhe und regem Austausch mit Freunden kann nicht die Rede sein. Als sein fünfzigstes Doktorjubiläum am 10. August 1829 gefeiert wurde, hatte Hahnemann die Grenze des siebzigsten Lebensjahrs überschritten, aber sein Arbeitseifer war ungetrübt.

„Von nah und fern, aus fast allen Ländern Europas, selbst aus dem weit entlegenen Südamerika, liefen," wie Stapf melden konnte, „Briefe ein, welche, ansehnliche Beiträge begleitend, freudige Zustimmung enthielten."

> *„Ich kann doch viel Freud und Leid vertragen, aber fast hielt ich die Überraschung von so vielen und starken Beweisen der Güte und Liebe meiner Schüler und Freunde nicht aus, womit ich am 10. August überschüttet ward,"* schreibt Hahnemann an seinen Freund Dr. Stapf.

Wenige Monate später folgte auf die Freude tiefes Leid für Hahnemann. Am 31. März 1830 nach fast 48jähriger glücklicher Ehe verließ den 75jährigen Meister seine geliebte Frau, Henriette. Hahnemann hatte sich einmal geäußert:

> *„Ich habe jede Vermehrung meiner Familie und jede Niederkunft meiner Frau für eine der wichtigsten Begebenheiten meines Lebens angesehen ... jedes dieser fast überirdischen Ereignisse habe ich in mein inneres Leben tief eingreifen lassen, jedes für einen Läuterungsprozeß meiner Sittlichkeit vom großen Prinzip des guten, vom Vater der vollendeten Geister angenommen."*

Er ertrug den schweren Verlust schweigsam. Die andauernde Arbeitslast gab ihm keine Zeit zu trauern. Diejenigen, die behaupten, daß ab diesem Zeitpunkt sein geistiger

Niedergang einsetzte, haben ein Urteil gefällt, ohne sich im mindesten mit den Tatsachen auseinanderzusetzen.

Die Köthener Zeit war keineswegs weniger mit genialer Arbeit ausgezeichnet als die früheren Zeiten. Allein die Krankenjournale umfassen mehr als fünfzig Bände; die Symptomenregister bestehen aus vier riesigen Folianten; die Zahl der Briefe geht in die Hunderte, alles gewissenhaft geordnet. Zusätzlich meldeten sich Ärzte, auch Laien, um unter seiner persönlichen Anleitung die Homöopathie zu erlernen. Seine Arbeitslust und Spannkraft waren erstaunlich.

Zweiter Frühling in Paris

In das Leben des einsamen Menschen trat am 8. Oktober 1834 das Glück in Form von Mademoiselle Marie Melanie d`Hervilly ein. Die fünfunddreißig Jahre jüngere Französin hatte gerade das Organon gelesen und sich sogleich auf die Reise zu Hahnemann begeben. Sie kam wegen neuralgischer Schmerzen, die sie als Vorwand benutzte; aber ihr echter Wunsch war es, Homöopathie unter der Anleitung und Führung des Meisters zu studieren. Bald war die kleine verträumte Stadt Köthen in Aufruhr versetzt. Jeden Tag hatte sich die Stadt Neues über die mondäne Pariserin zu erzählen. Man sah sie im Reitkleid oder mit dem Pistolenkasten unter dem Arm im Wald umherstreifen. Sie bereitete sich mit dem Förster auf die Jagd vor, und den uralten Fechtmeister, der seit Jahren nichts mehr zu tun hatte, brachte sie auf die Beine und außer Atem. Sie war *das* Stadtgespräch. Exotische Gerüchte – sie hätte unter freiem Himmel im Fluß gebadet – der Duft ihres Parfüms, die neuesten Pariser Moden und Frisuren, erfüllte die Stadt mit frischem Lebensgeist. Immer mehr gesellte sie sich zu dem Meister, jetzt nicht mehr als Patientin, sondern als begehrte Schülerin. Knapp drei Monate später fand die Hochzeit am 18. Januar 1835 statt. Sie erzählte Hahnemann alles über die Welt draußen, über ihr Leben; sie hatte 16 Jahre bei dem Maler Le Thiere gelernt und gearbeitet. Schon mit 8 Jahren fühlte sie sich zur Medizin hingezogen. Hahnemann hörte all die Geschichten mit ruhiger Seele an. Die Stimme dieser entzückenden Frau bezauberte ihn immer tiefer, stundenlang hätte er ihr zuhören können. Dieser Engel, der in das Leben des einsamen Greisen trat, der ihm beim Anziehen half, der ihm als seine Sekretärin diente und alles für ihn tat, erfüllte ihn mit den tiefsten Liebesgefühlen.

In wenigen Monaten erweckte Melanie in Hahnemann eine Sehnsucht nach der reizvollen Welt, von der sie ihm soviel erzählt hatte. Bald wurden Pläne gemacht, Paris zu besuchen. Melanie nahm alle Vorbereitungen in ihre Hände und erledigte alles mit einer Selbständigkeit, die damals für eine Frau ungewöhnlich war. Das Erbe wurde an die Kinder verteilt, die zwei unverheirateten Töchter mit einem neuen Haus versorgt, die Patienten an andere verwiesen. Sie kümmerte sich um alle Kleinigkeiten und zog einen Schlußstrich unter das alte Leben Hahnemanns. Es sollte eine kurze Reise nach Paris sein, aber die Möglichkeit des Todes oder doch längeren Aufenthalts mußte berücksichtigt werden. Der Vorwurf seiner Kritiker, daß sie alles kalt durchdacht hatte und nur das Geschäft für sie wichtig war, kann nicht vereinbart werden mit der Liebe, die sie Hahnemann darbrachte und all dem, was sie zum Wohle des alten Mannes tat. Sicher hatte sie unbewußt den Wunsch, Hahnemann in Paris zu behalten. Und mit Recht wollte sie ihn nur für sich haben, um sein Leben in seinem Interesse führen zu können. Wenn das Geschäftliche sehr stark heraussticht, dann dürfen wir nicht vergessen, daß sie schließlich eine selten begabte Geschäftsfrau war. Bekanntlich ist es der Neid, der nur das Schlechte hervorhebt. Schon lange vor seiner Abreise war Hahnemann durch diese romantische Ehe für die meisten seiner Schüler gestorben, bloß eine historische Figur, seine lebendige Existenz in Köthen war vergessen. Am 21. Juni 1835, nach 14tägiger Reise, erreichten sie Paris, gegrüßt von der Pracht und Blüte des Sommers. Rasch lebte sich Hahnemann in der neuen Umgebung ein. Dafür diente die alte Wohnung Melanies, Rue des Saints Pères Nr. 216. Melanie machte es ihm bequem und kümmerte sich rührend um ihn.

Er interessierte sich für ihre Arbeit, die Malerei; las ihre Bücher und fühlte sich rundum sehr wohl. Bald nach seiner Ankunft wurde er von der seit drei Jahren bestehenden **„Gallikanischen Gesellschaft für Homöopathie"** und dem kurz zuvor gegründeten **„Institute homöopathique"** feierlich empfangen und mit Ehren überschüttet. Bei der Versammlung im September 1835 wurde er zum Ehrenvorsitzenden ernannt. Der 10. August, der Tag seiner Doktorpromotion, wurde der offizielle Feiertag seiner französischen Schüler. Bald sehnte er sich nach Arbeit, das Nichtstun hatte er satt. Melanie, die aus früheren Zeiten zahlreiche Bekanntschaften und Freunde in den wohlhabenden und reichen Kreisen hatte, verschaffte sie ihm. Im Handumdrehen hatte sie Hahnemann die Erlaubnis zum Praktizieren durch den Unter-

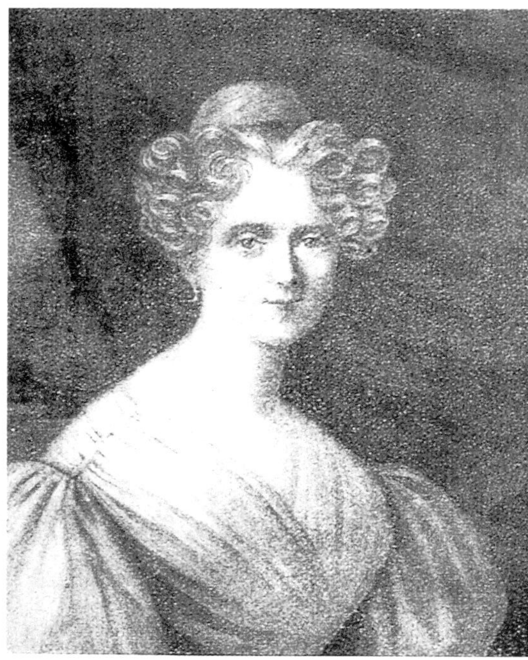

Melanie Hahnemann née d'Hervilly-Gohier

richtsminister Guizot erteilen lassen. Die Kundschaft wartete schon auf Hahnemann, dafür hatte Melanie gesorgt. Die Praxis war bald überlaufen, und er wurde einer der gefeiertsten Ärzte von Paris. Nach so manchem arbeitsreichen Tag machte er abends bis spät in die Nacht Krankenbesuche, die er in seiner Heimat niemals, ausgenommen seinem fürstlichen Gönner, gemacht hatte. Nach 80 Jahren asketischen, mit Arbeit und Anfeindungen überfüllten Lebens, fand Hahnemann die wohlverdiente Ehre, Ruhe und Lebensfreude. Endlich bestand sein Leben nicht nur aus Arbeit. Die Muse hielt Einzug in sein Leben. Mehrmals in der Woche traf man sich zum Musizieren und Plaudern im Hause Hahnemanns oder ging in die Oper. Schon am 15. Juli 1835 wurde der Umzug in ein größeres Haus in die Rue de Madame, in der Nähe des ruhigen Luxemburgparks, vollzogen. Man führte interessante Gespräche über die aufregenden Veränderungen jener Zeit. So vieles hatte sich geändert in der Technik und Wissenschaft. Alles befand sich im Umbruch.

1837 bezog Hahnemann ein vornehmes Hotel im Zentrum der Stadt, Rue de Milan Nr. 1. Der einst bedürftige Mann war jetzt wohlhabend; hielt sich eine eigene Dienerschaft und fuhr in einem eigenen Wagen. Er durfte jetzt seinem Einkommen gemäß leben, schließlich war dies Paris und nicht Köthen. Endlich erntete er die Früchte seines Wissens. Die Erinnerung an Deutschland verblaßte mehr und mehr. Er, der Wunderdoktor, war das Tagesgespräch von Paris. Die schwierigsten Fälle kamen zu ihm.

Und die Melanie! Sie war das freudigste Ereignis in seinem Leben. Allein ihr Anblick genügte, und er blühte auf. Sie kannte ihn, sie wußte jeden kleinen Wunsch, jedes kleine Bedürfnis von ihm. Obendrein war sie gescheit. Die Mittelbilder beherrschte sie wie keiner seiner Schüler. Sie war eine lebende homöopathische Bibliothek. Am Ende des Arbeitstages versorgte Melanie ganz alleine mit Rat und Arznei die langen Schlangen der Unbemittelten, ohne ein Entgelt dafür zu nehmen. *„Ich habe mir lange einen Mann gesucht"*, meinte Hahnemann eines Tages zu einem Feund, *„ich habe ihn erst in meiner Frau gefunden"*. 1839 erschien die zweite Auflage der ***„chronischen Krankheiten"***. Im gleichen Jahr wurde sein 60. Doktorjubiläum gefeiert. Zu seinem 86. Geburtstag 1841 verlieh ihm seine Vaterstadt Meißen, das Ehrenbürgerrecht . Die Jahre 1841-1843 sahen ihn in fleißiger Arbeit bei der 6. Auflage des Organon. Endlich war sein letztes und wichtigstes Werk beendet, alles war bis ins Detail nochmals überprüft.

Hahnemann legte seine Feder zur Seite. Seine Zeit war gekommen. Wie immer bekam er auch in diesem Frühling seine Bronchitis; diesmal war sie jedoch hartnäckiger und zwang ihn das Bett zu hüten. *„Meine irdische Hülle ist verbraucht"* sagte er zu Melanie. Die Krankheit machte rasch Fortschritte und am 2. Juli 1843 in früher Morgenstunde machte sich Hahnemann befreit von der irdischen Bürde, auf die letzte Reise und kehrte heim. Hahnemann wünschte sich diese Worte auf seinem Grabstein, die erst 1898 eingemeißelt wurden, als die beiden Gräber (Melanies und Hahnemanns) auf den Friedhof Père Lachaise überführt und zusammen gelegt wurden.

„In diesem unserem Grabe vermischen sich Asche mit Asche, Gebein mit Gebein, wie die Lebenden die Liebe vereint hat."

Quellenangabe:
Richard Haehl: „Samuel Hahnemann - sein Leben und Schaffen" 2 Bände 1922
Erich Haehl: „Ein Arzt wird Rebell" 1943

Ravi Roy
Hörnleweg 36
82418 Murnau

*"Die Werke Hahnemanns müssen den Menschen
wie das Licht der Sonne erscheinen,
die man nicht kontrolliert,
sondern nur genießt!"*

Melanie Hahnemann

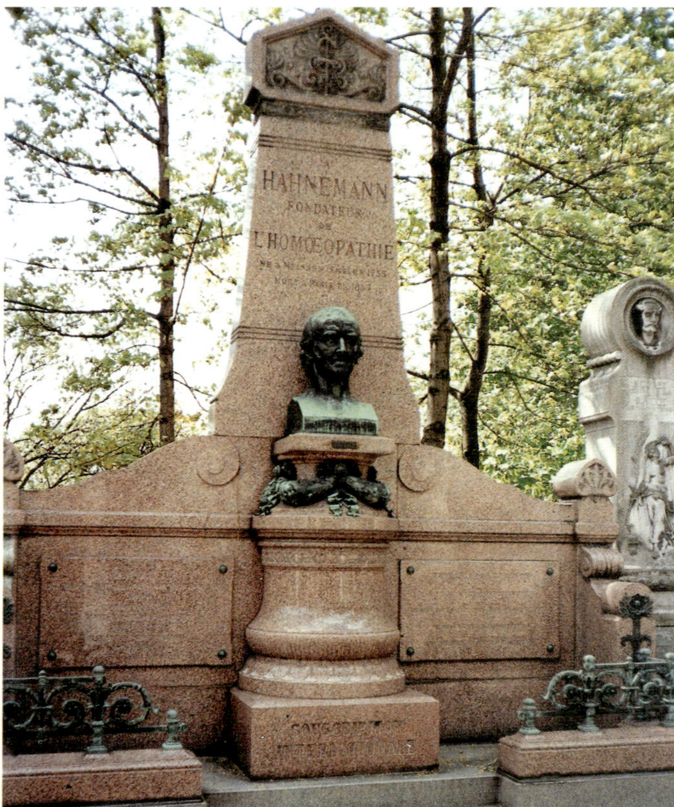

Das Grab Samuel & Melanie Hahnemanns

Krankheit, Heilung und Gesundheit

Diese Wörter haben für die verschiedensten Menschen die unterschiedlichsten Bedeutungen. Wie ein Mensch Heilung versteht, ist abhängig von seiner Auffassung über Krankheit. Jeder sieht es anders, und eine einheitliche Meinung läßt sich schwerlich finden. Auch wenn viele Menschen eine ähnliche Philosophie haben, unterscheiden sich doch die Details. Hier stellt sich die Frage, ob man überhaupt eine grundlegende Philosophie über Krankheit finden kann, die die mannigfaltigen Meinungen befriedigend zu erklären vermag. Jede Krankheit ist seelischen Ursprungs. Die Opposition gegen den göttlichen Plan behindert und hemmt die seelische Entwicklung des Menschen. Heilen bedeutet, die gehemmte Seele wieder zu befreien, denn nur durch die frei fließende Seelenenergie kann Gesundheit entstehen. Obwohl Hahnemann das Verdienst gebührt, die Beziehung zwischen Krankheit und Heilung als Erster in diesem Ausmaß entdeckt und formuliert zu haben, sind diese Gedanken doch so alt wie die Menschheit bzw. die Schöpfung. Hahnemann drückte es so aus: Im gesunden Zustand waltet die Lebenskraft bzw. das Lebensprinzip in perfekter Harmonie über den Organismus. Nur wenn ein krankmachendes Agens* den Fluß der Lebensenergie stört, empfindet der Organismus sich als krank bzw. wird krank. Die gestörte Lebenskraft kann den Organismus nicht mehr in einem gesunden Zustand halten. Wird das krankmachende Agens entfernt, und dies ist nur auf Grund von Naturprinzipien möglich, kann die Lebenskraft bald wieder Gesundheit herstellen.

Eine Frage wird sich dem Leser jetzt aufdrängen: was ist dieses krankmachende Agens und auf welche Weise kommt es überhaupt zustande? Oder was hindert die Seele an ihrer Entwicklung? Wenn wir sagen, daß es das Ego und sein Widerstand sei, dann ist damit reichlich wenig gesagt, sonst wären wir in der Lage, das Ego gleich abzulegen und somit geheilt zu sein. Es spielen aber noch viele andere Faktoren eine Rolle. Gehen wir zurück zu dem Zeitpunkt, wo die Seele geboren wird. Sie hat die Möglichkeit zu inkarnieren, d.h. einen Organismus zu benutzen, um sich zu entwickeln. Jede Seele entwickelt sich stetig ab dem Zeitpunkt der Geburt, bis sie sich wieder in der Einheit befindet. Dies ist ihr einziges Ziel. Das Inkarnieren birgt in sich Gefahren, da der Organismus einen eigenen Willen hat. Der eigene Wille, auch 'freie Wille' genannt, ist notwendig, um die Entwicklung frei gestalten zu können, denn das ist der Zweck des Inkarnierens. Solange wir mit der Seele zusammen arbeiten, gibt es kein Problem. Das gesamte Geschehen unterliegt einer höheren Ordnung, die keinen Plan, keine Vorbestimmung kennt und dadurch ist alles, was irgendwelche Strukturen, Planungen oder ähnliches beinhaltet, von vornherein unvollkommen. Auch wenn wir sagen, daß im Kosmos eine atemberaubende Ordnung herrscht, ist sie anders, als wir es uns vorstellen.

*) Agens = setzt etwas in Bewegung, übt Einfluß aus

Die Seele, in ihrer Unvollkommenheit, richtet sich auf die Vollkommenheit aus, aus der sie geboren ist. Aus diesem Grund kommt jede Botschaft aus diesem Bewußtsein, (in dem Moment) direkt von Gott. Dieser Punkt ist höchst wichtig. Jeder Plan ist abhängig von den Umständen, auch wenn er noch so exakt ist, kann er nur in einem bestimmten Moment so ausgeführt werden, daß er wirklich optimal paßt. Das heißt, nur in diesem spezifischen Moment kann der Plan vollkommen sein. Im nächsten Moment wiederum nicht.

Das Spiel zwischen Seele und Willen

Beim Zusammenwirken von Seele und Organismus bzw. Ego, müssen die folgenden Aspekte betrachtet werden:

Am Anfang ihres Erdenlebens ist die Seele gänzlich unerfahren und durch die Trennung von der Einheit ängstlich. Sie weiß zwar von Moment zu Moment was richtig ist, aber sie hat noch nicht die nötige Überzeugungskraft entwickelt. Die geringste Ablenkung durch den eigenen Willen reicht aus, um die Botschaft der Seele nicht mehr exakt auszuführen. Zum Zweiten neigt der Mensch dazu, an alten Erfahrungen hängen zu bleiben, da die Schwingungsebene des Organismus einfach gröber und daher träger als die der Seele ist. Diese Gefahren sind zwar wahrnehmbar, aber gerade am Anfang macht das Leben, dieses 'Erdenspiel' so viel Spaß, daß ein gelegentlicher Ausrutscher kaum ins Gewicht fällt. Am Anfang ist die Seele auch in der Lage, dies gleich wieder in Ordnung zu bringen. Das sind die ersten korrektiven Maßnahmen, die der Mensch noch gut annehmen kann, es gehört zu jedem leidenschaftlichen Spiel auch Fehler machen zu dürfen. Nach und nach können manche Korrekturen der Seele nicht gleich zu Ende geführt werden, weil der freie Wille des Menschen sich dagegen wehrt. Das Spiel des Lebens geht weiter, der Mensch hat keine Lust sich erneut belehren zu lassen. In Wirklichkeit könnte die Korrektur jedoch in jedem Moment des 'Spiels' eingebaut werden. Nur der freie Wille sieht es nicht ein und fängt an, ein eigenes Leben zu führen, verliert dann den Kontakt zu seiner Herkunft und dadurch verringert sich sein Unterscheidungsvermögen. Der Wille siegt und die ersten emotionalen Reaktionen treten auf - Streit, Ungeduld, Empörung, Ärger –, die sich im Körper als Krankheit manifestieren können.

Die ersten karmischen Auswirkungen werden jetzt sichtbar. Karma, welches gleich gelöst wird, fällt nicht ins Gewicht. Was jedoch nicht gelöst ist, zeichnet meistens den Weg zum nächsten Karma vor. Wenn man erst einmal in diesem verhängnisvollen Kreislauf gefangen ist, fällt es schwer ihm zu entrinnen. Der Seele einziges Bemühen ist es, uns zu befreien, aber wir können oder wollen da nicht raus. Das ist der scheinbar unlösbare Widerspruch, die Diskrepanz zwischen Ego und Seele.

Die nächsten Schwierigkeiten treten dann ein, wenn das Spiel grundsätzlich eine neue Richtung einnimmt. Der Mensch lebt gerne in seinen Erinnerungen und möchte nicht so viel Veränderung. Wenn aber eine neue Richtung eingeschlagen wird, fängt er an, grundsätzlich Widerstand zu leisten. Er möchte die schönen Erinnerungen nicht aufgeben und die schmerzhaften nicht mehr empfinden. Der Mensch wird gleichgültig, hart oder liebesunfähig, weil es sonst zu sehr wehtut. Jetzt lebt er wie in einem Gefängnis, da er an seine Gefühle nicht mehr rankommt, sie nicht mehr leben kann; trotzdem geht es weiter.

Er muß schweres Karma manchmal über einen längeren Zeitraum abtragen. Von seiner Bereitschaft etwas für sein Seelenheil zu tun, hängt sein weiterer Lebensweg ab.

Letztlich kommt der Zeitpunkt, wo das aufgebaute Ego abgebaut und integriert wird. Die positiven Eigenschaften müssen vollendet werden, wie z.B. Kasteiung wird umgewandelt in Selbstlosigkeit oder Dickköpfigkeit in Entschlossenheit. Hier fängt der wirkliche Kampf an, der nach außen getragen, zu Kriegen auf der Erde geführt hat und nach innen gewendet, zur Erlösung gelangen läßt.

Wir haben hier einige der wichtigsten Punkte nur kurz angesprochen und wir sehen, wie kompliziert das ganze Geschehen "Krankheit" schon geworden ist. Wenn wir Nebenfaktoren, wie Erbanlagen, Familienkarma, Gesamtschuld der Menschheit etc. dazu zählen, wird es noch komplexer. Auch wenn es so kompliziert erscheint, manchmal fast ausweglos anmutet, gibt es doch Prinzipien, die aus dieser Dunkelheit, dieser Verirrung führen. Das Ähnlichkeitsprinzip wurde von Hahnemann als Grundlage für jegliche Behandlung festgelegt und angewandt. Er entwickelte ein fast vollkommenes System, um mit Hilfe von Arzneimitteln die Ursache von Krankheit, also dem Kampf zwischen der Seele und dem Ego, behandeln zu können. Heutzutage wird dieses Prinzip in vielen anderen Bereichen der Heilkunde teilweise oder ganz angewandt.

Das von Hahnemann entdeckte Prinzip beruht auf dem Ähnlichkeitsgesetz: "Similia similibus curantur". Ein Beispiel macht dies deutlich: Wenn ich mir wehtue, dann kann ich im günstigsten Fall bereit sein zu sehen, wie die Schmerzen mir meine Abwesenheit bewußt machen wollen oder ich kann anders reagieren, wie z.B. fluchen, unterdrücken oder nicht beachten. Nur im ersten Beispiel reagieren wir homöopathisch. Nun wird uns klar, das Abgelenktsein ist die Krankheit, nicht die dadurch verursachte Äußerung, in diesem Fall der Schmerz. Hinter dieser Geistesabwesenheit liegt die wahre Krankheitsursache, nämlich eine bestimmte Erinnerung oder ein Wunsch etc. Wenn wir diese Abwesenheit durch Druck unter Kontrolle bringen wollen, dann werden wir niemals die wahre Ursache ergründen und auch nicht zur Heilung gelangen können.

Nur Verständnis über die Ursache führt zur Befreiung von dem Übel. Sobald Verständnis da ist, fällt der Widerstand weg, und die Seele ist von diesem Hemmnis befreit.

Wie wirkt nun das Ähnlichkeitsprinzip?

Entweder kann man selber sein Bewußtsein auf das Geschehen lenken und ihm auf den Grund gehen, so daß die daraus resultierende Klarheit uns zum Loslassen führt oder es geschieht automatisch durch ein ähnliches Erlebnis. Die dritte Möglichkeit liegt in der bewußten Herbeiführung eines ähnlichen Geschehens. Das kann ein Medikament sein, ein Wort, ein Mitgehen mit diesem Menschen, ein ähnliches Spiel usw.

Jetzt kommen wir zu einem sehr wichtigen Punkt: Das Zusammenwirken zwischen dem Kranken und dem Behandler, der Energie, die der Behandler selber durch sein Vertrauen, seine Hingabe und seine Liebe hineinbringt. Vertrauen spielt eine bedeutende Rolle in unserem Leben, um überhaupt etwas erreichen zu können. Hiermit ist aber kein "blindes Vertrauen" gemeint, sondern das Vertrauen, das aus Wissen, Verständnis und Erfahrung entsteht. Wenn wir eine positive Erfahrung gemacht haben, gibt sie uns Mut weiterzumachen, das Vertrauen wächst mit jedem neuen Erfolg.

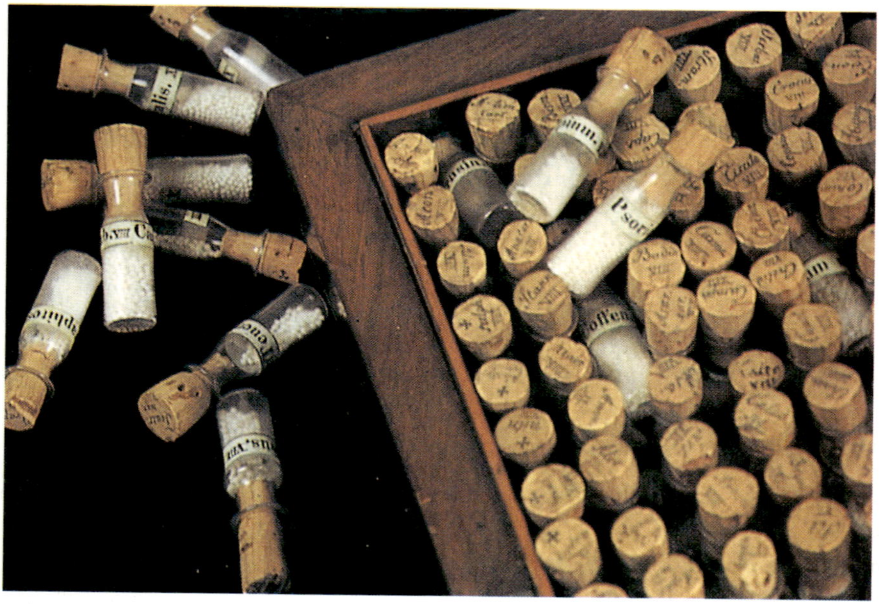

Homöopathische Mittel

Auch ohne eigene Erfahrung können wir durch Wissen über die grundlegenden Prinzipien und das Verständnis ihrer Anwendung den ersten Schritt wagen. Irgendwann machen wir immer den ersten Schritt, und der wäre ohne Vertrauen nicht möglich. Wenn jemand uns dabei hilft, bekommen wir Vertrauen in ihn, obwohl dies in die Richtung blinden Vertrauens gehen kann. Wenn wir andere etwas bewältigen sehen, dann haben wir Vertrauen in die Möglichkeit. Wenn unser Vertrauen sehr groß ist, kann alles heilend wirken. Nehmen wir das Beispiel vom Penicillin. Es kann wie jedes andere Mittel genau *das* ähnliche Mittel sein, das für diesen Krankheitszustand paßt oder nur ein ganz normales Antibiotikum, das sich gegen das Lebensprinzip richtet, wie es in der Schulmedizin eingesetzt wird. Wenn es in einem Fall als normales Antibiotikum eingesetzt wird, kann das Vertrauen des Arztes aber groß genug sein, um trotzdem eine Heilung in Gang zu setzen. Der geheilte Organismus ist dann in der Lage, ohne große Probleme das Antibiotikum auszuscheiden, so wie er auch tagtäglich mit vielen Giftstoffen und Toxinen umgeht. Nach und nach wirkt das Penicillin dann nicht mehr so gut und verursacht immer mehr Nebenwirkungen und Schäden.

Was ist der Grund dafür?

Hier tritt das Gesetz der Entwicklung in Kraft. Entwicklung bedeutet, daß wir immer weiser werden und unser Vertrauen stetig wächst. Im Bereich der Antibiotika wurden 'immer bessere' entwickelt, die sich aber als stärker und toxischer erwiesen. Aber alles, was gegen das Leben gerichtet und dem Materialismus gewidmet ist, entfernt uns weiter von unserer inneren Lebensquelle. Der Vitalkörper wird zunehmend geschwächt und das anfängliche Vertrauen reicht nicht mehr aus, um die Heilkräfte zu aktivieren. Mit jedem Mißerfolg läßt das Vertrauen nach. Denn das erste Penicillin konnte auch durch das Vertrauen des Therapeuten und die Übertragung dieser Schwingung auf den Patienten helfen.

Wir beginnen immer mehr in der Hoffnung zu leben statt aus echtem Vertrauen. Eigentlich ist es keine echte Hoffnung, sondern eher eine Verzweiflung, also eine Hoffnungslosigkeit.

Manche greifen wieder zurück zum Alten. Sie glauben das ursprüngliche Penicillin sei doch besser als die ganz neuen gewesen, aber das mit toxischer Materie belastete Penicillin hilft auch nicht viel besser, weil das Vertrauen fehlt. In unserer Verzweiflung suchen wir vielleicht woanders, wir haben aber unsere Lektion nicht gelernt. Wenn wir nicht bereit sind, den Irrweg zu verlassen, können wir auch kein Vertrauen dem neuen Behandler, in unserem Falle dem Homöopathen, entgegenbringen. Wir werden auf dem Weg zur Heilung, zur Vollkommenheit immer wieder geprüft. Nur wenn wir bereit sind, bei jedem kleinen Problem ('Prüfung') nicht sofort zurück in den alten Materialismus (die 'alten Muster') zu verfallen, werden wir echte Heilung durch die Zuwendung zum Geistigen ('Spirituellen') erlangen.

Hier hilft uns der Glaube. Der Glaube hilft dem Patienten, standhaft durch schwierige Situationen zu gehen und schenkt ihm Hoffnungsschimmer. Der Glaube des Homöopathen an die Homöopathie hilft ihm solange zu recherchieren, bis er das Richtige gefunden hat. Wer sucht – der findet, ohne Glauben läßt sich die Suche nicht durchführen.

Wenn ein Therapeut immer bemüht ist, das Mittel nach den Prinzipien der Individualisierung ausfindig zu machen und nicht krankheitsbezogen arbeitet, dann wird ihn seine Entwicklung immer mehr die Kraft des Glaubens erkennen und anwenden lassen.

Der Therapeut jedoch, der sich rein materialistischen Zielen verschreibt, wird automatisch in die entgegengesetzte Richtung gezogen werden, d.h. zur Manipulation und Fremdbestimmung bis hin zum biotechnischen Eingriff in die Schöpfung.

Aber ein Behandler, der die Prinzipien, die von Hahnemann festgelegt wurden, beachtet und treu anwendet, erlebt etwas ganz anderes. Er wächst in einem Prozeß, in dem sein Wissen immer tiefer und sein Vertrauen immer grenzenloser wird – über sich selbst hinaus. Nur durch Hingabe kann er sein Wissen vertiefen. Um dieses tiefe Wissen präzise anwenden zu können, ist wiederum das Einfühlungsvermögen, das der Liebe entspringt unerläßlich, so daß dem Patienten auf die sanfteste, schnellste, sicherste und sorgfältigste Weise geholfen wird. Das ist es, was Hahnemann uns in dem §2 des Organon ans Herz legen möchte: *„Das höchste Ideal der Heilung ist schnelle, sanfte, dauerhafte Wiederherstellung der Gesundheit, oder Hebung und Vernichtung der Krankheit in ihrem ganzen Umfange auf dem kürzesten, zuverlässigsten, unnachtheiligsten Wege, nach deutlich einzusehenden Gründen."*

Hippokrates hat neben dem Ähnlichkeitsprinzip als zweites Heilprinzip *„Contraria contrariis curantur"* aufgestellt, d.h. mit dem Gegensätzlichen heilen. Inwiefern ist das als Heilgesetz zu verstehen?

Das Entgegengesetzte will ja das Symptom bekämpfen und nicht das, was dieses Symptom verursacht. Jedesmal, wenn ein Symptom bekämpft wird, übt die Seele entsprechend mehr korrektiven Druck auf den Menschen aus. Schließlich reicht es dem Menschen, da der Leidensdruck zu stark wird. Wenn das Contraria-Prinzip in sehr großem Ausmaß angewendet wird, kann es den Menschen aus dem Irrweg durch einen Schock herauskatapultieren. Mit festem Willen bewahrt er sich zukünftig vor diesem Fehler.

Contraria ist auch der sogenannte Umweg, der uns wieder zurück an den Punkt bringt, wo wir den Heilweg verlassen haben. Die Heilwirkung des Contraria-Prinzips bedeutet, den Irrweg zu verlassen und den echten Heilweg betreten zu wollen. Dieser Irrweg, der mit Contraria anfängt, birgt in sich viele Gefahren. Wenn einem Kranken die unterdrückenden Maßnahmen nicht mehr gefallen, muß er nicht unbedingt den Irrweg verlassen. Er kann auf verschiedene Weise die Symptome angehen ohne sie zu unterdrücken, aber auch ohne zu heilen, und zwar durch palliative oder substitutive Therapien.

Ravi Roy
Hörnleweg 36
82418 Murnau

„Zu Gleichem Gleiches, was auch einer leide, es hilft gewiß!"

aus Goethes „Faust"

Ein Versuch, Krankheit und Heilung zu verstehen

Auf unserer Erde ist die Krankheit zu Hause. Konflikte sind in unser Leben eingebaut. Ohne Reibung, ohne Hindernisse gibt es kein wirkliches Leben, keine Entwicklung, keine Läuterung. Jeder Konflikt drückt den Drang nach Neugeburt aus.

Leben ist auch Spiel, ein Spiel mit Rollenzuteilung, mit ernsten und heiteren Seiten. Wir müssen das Spiel des Lebens durchspielen. Die Unfähigkeit und Unwilligkeit hier mitzuspielen, trägt dazu bei, krank zu werden. Wer auf der Erde bestehen will, muß sich auch der Erde verschreiben lernen. Schlechte Aspekte in diesem Lebensspiel können fruchtbare Aspekte werden, mit der sinngebenden Einordnung in die überpersönliche, schicksalhafte Dynamik. Man kann sich den Lebenssinn nicht ausdenken; hier sind nicht Intellekt und Bewußtsein gefragt, sondern Intuition, Mythos und Träume. Das Ich-Bewußtsein will durch die Krankheit belehrt werden.

Leiden und Schwäche gelten im leistungsorientierten Zeitalter der Erfolgreichen und Sieger nicht eben viel; sie werden meist auf absurde Weise verdrängt, wobei wir vergessen, daß jeder von uns einen Großteil seines Lebens schwach und hilfsbedürftig ist, als Kind, im Heranwachsen, in Stunden des Krankseins und im Alter.

Das Kranke, das Schwache wird heute als etwas Vorübergehendes angesehen, das mit dem Wachsen medizinischer Forschung und dem Fortschritt technischer Entwicklung ganz reparabel werden soll. Hier wird aber erkennbare Ohnmacht mit Allmachtsillusionen verschleiert. Daneben soll uns der Schock der Vergänglichkeit allen Lebens genommen werden; nur rächt sich jede Verdrängung von Wirklichkeit, wenn sie unausweichlich zum Menschsein gehört, wie Geschlecht, Zeugung, Geburt, Krankheit und Tod.

Im Medizinbereich des Atomzeitalters wird der Mensch mehr als chemisch reagierende Maschine und weniger als ein lebendiger Organismus gesehen. Die moderne Klinik und der forschende Arzt stehen bisweilen mit dem Gesicht zum Versuchskaninchen und dem Rücken zum Krankenbett. In der Heilkunde aber sind Theorien wertlos, Erfahrungen und Beobachtungen am kranken Menschen von hohem praktischen Wert. Natürlich reagieren auch Versuchskaninchen und Ratten auf Streß und Medikamente. Der Mensch aber, mit Geist und Gemüt ausgestattet, muß und wird anders, eben auf seine eigene, individuelle Weise reagieren. Ein indisches Sprichwort sagt: *Sorgen, die sich nicht in Tränen auswirken, lassen andere Organe weinen machen.* Darum geht auch die Lehre der Homöopathie an erster Stelle von der krankmachenden Gemütsstimmung und der gestörten Lebenskraft aus. Nachdenklich stimmen sollte uns die Tatsache, daß heute gut 50% aller Klinikpatienten rein iatrogen, d.h. von Medikamenten und Arzthand erkrankt sind. *„Da werden Heilmittel Unheilmittel und Krankenhäuser kranke Häuser!"*, sagte in einem privaten Gespräch unser Freund, der heute 90jährige Homöopath Dr. med. Vögeli, Lausanne.

Krankheit, oft ohne eigenes Zutun hereditär von den Vorfahren übernommen, kann von einer schmerzbringenden, schrecklichen, lebenszerstörenden Kraft sein. Darum will ich sie nicht glorifizieren. Wer von uns möchte schon gerne krank sein. Gesund, gesonnt, von der Sonne beschienen sein, wie es ja ursprünglich hieß, ist, weiß Gott, schöner!

Nur wenn die Krankheit einmal da ist, sollten wir den Mut haben, sie zu hinterfragen, was sie uns sagen will, wie sie uns helfen kann. So werden wir eher für unsere Krankheit einstehen und zugeben können, daß wir einen leib-seelischen Anteil daran haben.

Was ist nun Krankheit?

Die Psychotherapie spricht von einer Kompensation neu erledigter Aufgaben, von Sehnsucht nach der Mutter, wieder ohne Verantwortung sein wollen, von mikrokosmischer Erbsünde, von somatisiertem Schatten, von Krankheit als Unfähigkeit, das herabgesetzte Kind in uns anzunehmen und von Krankheitsgewinn.

Ganz allgemein kann die Krankheit aber auch das Endstadium einer viel tiefer liegenden Unordnung sein, kann ein Korrektiv werden wollen, ein Prozeß der Reinigung, ein Versuch, Selbstheilung herbeizuführen, ebenso ein Rückgriff auf die biologische Weisheit des Körpers und eine Aufforderung, Heilung als Lebensprozeß anzunehmen. Für den Asketen, für den Geisteslehrer würde sie ein Noviziat der Ewigkeit.

Krankheit kann auch ein Schrei sein nach noch nicht vollzogener Wandlung, nach nicht vollzogener Heilung der Persönlichkeit.

Die klinische Erfahrung zeigt uns: es kann kein Kranker geheilt werden, wer nicht das Verlangen hat, sich heilen zu lassen, heil werden zu wollen, in Frieden mit sich selbst und dem Wunsch, weiter zu wachsen, seine Anlagen, seine Begabung, seine Empfindsamkeit, Energie und Liebesfähigkeit zu entwickeln - alles Voraussetzungen zur Entfaltung seines Daseins im Einklang mit dem All, seinen Mitmenschen und dem Schöpfer.

Auch Jeschua ben Miriam, Jesus von Nazareth, hat bei seinen Heilungen immer den Willen der Kranken herausgefordert: *„Was willst Du, daß ich Dir tue?"* Mitleid als Antrieb zur Hilfe, der Wille und das Tun spielten eine wichtige Rolle in seinem Leben. *„Nimm Dein Bett und wandle!"* Zeige, daß Du wieder bei Kraft und gesund bist, gesund sein willst.

Krankheit, die sich in Körper, Seele oder Geist niederschlägt, ist jede Veränderung, Blockierung oder Hemmung im freien und harmonischen Kreislauf des Lebens.

Gesundheit ist der freie Ausdruck der Lebenskraft durch den Körper in harmonischer, dynamischer Wechselwirkung mit der natürlichen und menschlichen Umwelt - in die wahre Lebensfülle hinein. Hahnemann wollte mit dem homöopathischen Mittel den Menschen in die Gesundheit führen, in das Freisein von jeder Krankheit, in die Freiheit eines unbelasteten Lebens.

Die Mythen aller Völker und Zeiten haben den Erkennenden immer einen Kern tiefster Wahrheit und gültige Hinweise auf die Zukunft gebracht.

So sah schon die frühe Mythologie die heilende Kraft des homöopathischen Prinzips lange voraus, wenn auch noch auf magischer Ebene.

„Die Wunde schließt der Speer nur, der sie schlug," heißt es und so wird Amfortas Wunde auch geheilt.

Das Geschwür des Telephos schließt sich erst wieder und heilt aus, als es mit dem Rest vom Speer in Berührung kam, der das Geschwulst erzeugt hatte.

Ein stummer persischer Königssohn findet seine Stimme wieder, als ihm ein Schäfer Wasser reicht aus jener Quelle, an der die Nachtigallen trinken und in der sie federschwingend ihr Bad nehmen.

Das alte Testament bringt einen deutlichen Hinweis auf das Ähnlichkeitsgesetz der Homöopathie:

Als das Nomadenvolk der Juden durch die Wüste zog, wurde es von den Feuerschlangen massiv bedroht. Viele waren in Lebensgefahr. Da ließ Moses auf Geheiß Gottes eine Schlange aus Kupfer befestigen (Vorläuferin des Bildes der Heil-und Äskulapschlange) und jeder, der die erhobene Schlange berührte, wurde vom Biß der Wüstenschlange geheilt: Heilung durch das Ähnliche.

Der griechische Arzt und Tempelpriester Hippokrates schrieb im vorchristlichen Zeitalter den bemerkenswerten Satz: *„Durch das Ähnliche entsteht die Krankheit und durch Anwendung des Ähnlichen wird die Krankheit geheilt."*

Daneben entdeckte Aristoteles die tief ins Seelische greifende Heilkraft des Ähnlichkeitsgesetzes, als er in der Darstellung ähnlicher Menschenschicksale, Leidenschaften und deren tragischen Folgen die Wirkung des Trauerspiels sah, die in der Katharsis, der Läuterung der betroffenen Zuschauerseelen, ihr eigentliches Ziel hatte.

Drei universale Männer der Medizingeschichte, Hippokrates im Altertum, Paracelsus im Mittelalter und Hahnemann als Vertreter der Neuzeit haben die Ähnlichkeitslehre als leitendes Heilprinzip verkündet. Die für uns anwendbare Methode allerdings samt umfassender Arzneimittellehre und revolutionärer Arzneibereitung hinterließ uns der Geheime Rat aus Köthen, der das Ähnlichkeitsgesetz nicht nur in verblüffender Klarheit formulieren, sondern auch erfolgreich anwenden konnte.

Psychotherapie beruht auf dem Ähnlichkeitsprinzip

Die bedeutsame, neuere und sich immer noch weiter entwickelnde Psychotherapie beruht als echte Heilmethode ebenfalls auf dem Ähnlichkeitsprinzip. Ihre Wirksamkeit liegt in der Gegenüberstellung der Person mit ihrem Tiefen-Ich, aus deren Begegnung - similia similibus - die Heilung erwachsen kann. In die Sphäre des Unbewußten dringt der Reiz der Sonde des Bewußtseins auf den wunden Punkt, das verborgene Trauma, und ruft so oft eine heftige Erstverschlimmerung als Heilreaktion hervor. Die Erkenntnis, daß Gemütsverstimmung, Ablauf und Zielrichtung unserer seelischen Lebensprozesse wesentliche Krankheitsauslöser sind, haben die Psychotherapie und die Homöopathie gemeinsam. In der Seelenheilkunde ist mit dem Contrarium im übertragenen Sinne nicht viel anzufangen. Hier ließen sich überzeugende Beispiele aus eigener Praxis anführen.

„Hier war die Arznei, die Patienten starben,
Und niemand fragte, wer genas?
So haben wir mit höllischen Latwergen.
In diesen Thälern, diesen Bergen
Weit schlimmer als die Pest getobt.
Ich habe selbst das Gift an Tausende gegeben,
Sie welkten dahin, ich muß erleben,
Daß man die frechen Mörder lobt."

aus Goethes 'Faust'

Die Schulmedizin dagegen, mit dem Contrarium, dem Allos (Allopathie), dem Anderen, dem Entgegengesetzten arbeitend, sieht und lokalisiert sachbezogen im Sinne des wissenschaftlichen Materialismus die Krankheiten an einem bestimmten Ort des Körpers, in einem Organ oder Organsystem; sie heilt palliativ oder substitutiv, aber nicht causal. Sie erzwingt Funktionsänderungen, um Symptome, bestenfalls Symptomenkomplexe zu heilen, zerschlägt dabei aber meist ein rot aufleuchtendes Warnlicht, das zu dem tiefer liegenden, verborgenen Krankheitsprozeß hätte hinführen können. Eine Krankheit betrifft eben immer den ganzen Körper. Zudem führt die Spezialisierung der Allgemeinmedizin zur Zersplitterung und zur Gefahr, das Ganze, das System des menschliche Organismus mit Leib und Seele aus dem Auge zu verlieren.

Für Hahnemann war damals schon das sichere Wissen von der Krankheit als einem psychosomatischen Geschehen selbstverständlich. Darüberhinaus konnte er diese Erkenntnis auch arzneitherapeutisch in seiner Praxis verwirklichen. Hilfreich fand auch er die Umstellung krankmachender Lebensgewohnheiten. Krankheit ist ein Weg zur Sinnesumkehr – Metanoia. Sinnesumkehr kann ein wirksameres Heilmittel sein als die beste chemische Droge.

Seinem rastlos forschenden Geist gelang es, die hohe Wirkkraft der immateriellen Arzneizubereitung, der Potenzierung, zu entdecken. Die Materia wurde geopfert, das Gedächtnis der Substanz durchforscht und die Geistkraft gefördert. Auf wunderbare Weise wurden so aus Urtinkturen, aus Gift und psorischen Krankheitskeimen Balsam und große Heilmittel.

Hier dürfen wir nicht vergessen, daß uns Hahnemann in seiner Krankheitslehre das großartige Geschenk und den übergeordneten Begriff der Psora, als die 'Urmutter aller Krankheiten', hinterlassen hat; so half er uns, nicht nur eine vereinzelte Erkrankung zu sehen, sondern den großen Zusammenhang aller miasmatisch geprägten Erkrankungen und Seuchen im Leben der Vorfahren und Eltern, vor allem aber innerhalb des Patientenlebens als individuelle Lebenskrankheit, abgelöst von Sammelbegriffen und Krankheitsetiketten zu erkennen und erfolgreich zu behandeln.

Das Problem der Krankheit ist ein biologisches Problem und keine Sache der Physik und der Chemie.

Wie mißtrauisch wir den synthetischen Mitteln der Chemie gegenüberstehen sollten, rät uns Harald Burn, emeritierter Professor für Pharmakologie an der Universität Oxford: „Eine im Laboratorium hergestellte Substanz, die körperfremd ist, sollte von jedermann mit letztem Argwohn aufgenommen werden, und ohne triftige Gründe dafür zu haben, sollte sie niemand für gefahrlos halten."

Das homöopathische, am gesunden Menschen geprüfte Mittel beruht dagegen auf einer mitsinnigen Naturheilkraft, präsentiert sich immer qualitativ, nicht quantitativ und wirkt sogar schnell, wenn das Mittel stimmend nach dem Ähnlichkeitsgesetz gewählt worden ist.

Krankheit war für Hahnemann nie etwas Materielles, sondern eine dynamische, geistartige Affektion. Und Kent ergänzte: *„Die Homöopathie existiert als Gesetz, ihre Wurzeln tauchen ins Reich der Ursachen. Würde sie nicht im Reich der Ursprünge existieren, würde sie in dem der Resultate nicht bestehen können."*

Bei unserer Arbeit dürfen wir nie Intellekt mit Geist verwechseln, um nicht den Verstand zum Schädiger der Seele zu machen; denn im Gegensatz zum Intellekt kommt der Geist immer im Gefolge des Gemütes daher. Das seltene Charisma geistiger Mütterlichkeit, eine Gabe des Ostens, stünde jedem von uns gut an. Damit wir das Wirken der unbewußten Seele nicht vergessen, sollten wir mit C. G. Jung

„die Einmaligkeit des Gegenwartsbewußtseins mit der Urvergangenheit des Lebens verschmelzen."

Aus meiner zurückliegenden Theaterzeit ist mir ein Satz von Shakespeare aus dem Munde Romeos in Erinnerung geblieben:

„Nur über Narben lacht, wer Wunden nie gefühlt!"

Diese Worte lassen mich an den griechischen Tempelspruch denken:

„Nur der verwundete Arzt heilt", und auch an die Verse der Gottesknecht-Weissagung Jesajas: *„Ein Mann voller Schmerzen, mit Krankheit vertraut. ... durch seine Wunden sind wir geheilt."*

Als Therapeuten müssen wir verwundet sein, mit der Krankheit vertraut, Mitleid zulassen, Lehrmeinungen und Konzeptionen vergessen können, ja gleichsam selbst Patient werden, um den inneren Arzt im Kranken zu erwecken.

Theo Stachels
Praxis für Naturheilweisen und Psychotherapie
Harthauserstraße 127
8000 München 90

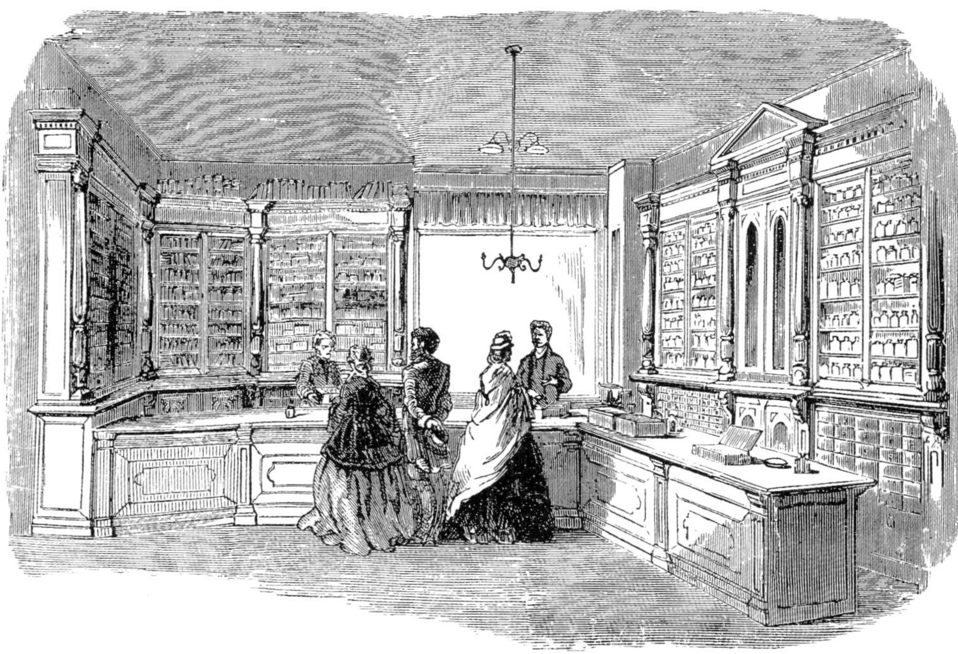

Homöopathische Central-Apotheke Wilmar Schwabe um 1870

Epilog

Mit der Veröffentlichung der ersten Auflage des Organon im Juli 1810 bildete sich um Hahnemann ein Kreis von Schülern, die seine engsten und innigsten Freunde wurden.

Obwohl **Stapf** einige Zeit brauchte, bis er sich ganz zur Homöopathie bekannte, blieb er vom Zeitpunkt seiner Bekanntschaft mit Hahnemann im Jahre 1812 bis zu seinem Lebensende sein vertrautester Freund. Er gründete 1822 die erste homöopathische Zeitschrift, das ***„Archiv für die homöopathische Heilkunst"***, das in den 25 Jahren seines Bestehens einen unglaublich reichen Schatz an homöopathischer Literatur veröffentlichte. Stapf war beliebt unter den anderen Schülern und Anhängern, und im Jahre 1851 wurde ihm als ältestem Freund und Schüler Hahnemanns die Ehre zuteil, den ersten Kranz am neu enthüllten Denkmal des Meisters in Leipzig aufzuhängen.

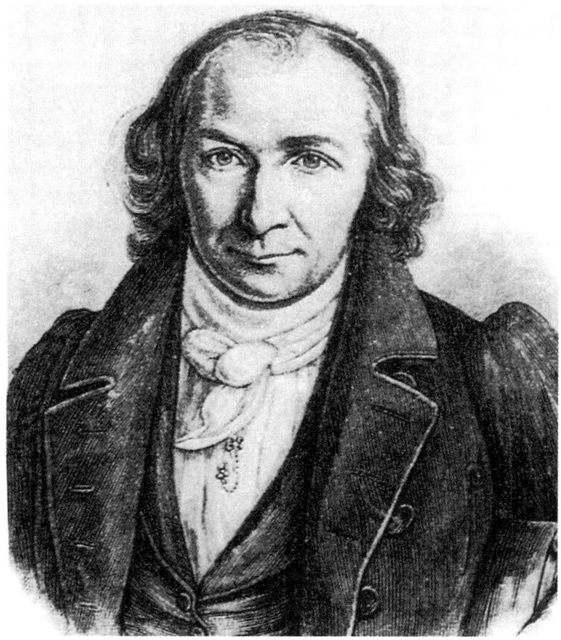

Dr. Joh. Ernst Stapf
9. September 1788 – 11. Juli 1860

* * *

Groß gehörte zu den äußerst fleißigen und mit feiner Beobachtungsgabe gesegneten Freunden Hahnemanns. Seine rauhen Gesichtszüge verbargen ein weiches, warmes Herz. Als Hahnemann wieder heiratete, verlieh Groß seiner überschwenglichen Freude in einem aufjubelnden Gedicht Ausdruck. In dieser herzlichen Weise versuchte er den treuen inneren Kern um Hahnemann – **Franz, Hartmann, Hornberg, Langhammer, Rückert, Wislicenus** und **Stapf** – zusammenzuhalten. Um diesen engen Kreis bildete sich im Inland eine Schülerschaft – **Aegidi, von Bönninghausen, von Brunnow, Caspari, von Gersdorff, Grießelich, Hartlaub, Haubold, Jahr, Lehmann, Mühlenbein, Moritz Müller, Rau, Rummel, Schweikert, Trinks** – worunter neben unmittelbaren Schülern Hahnemanns auch Ärzte und Laien waren, die erst später von der Allopathie zur Homöopathie überwechselten. Unter dieser Schar treten Bönninghausen und Jahr, die beide Laien waren, besonders hervor.

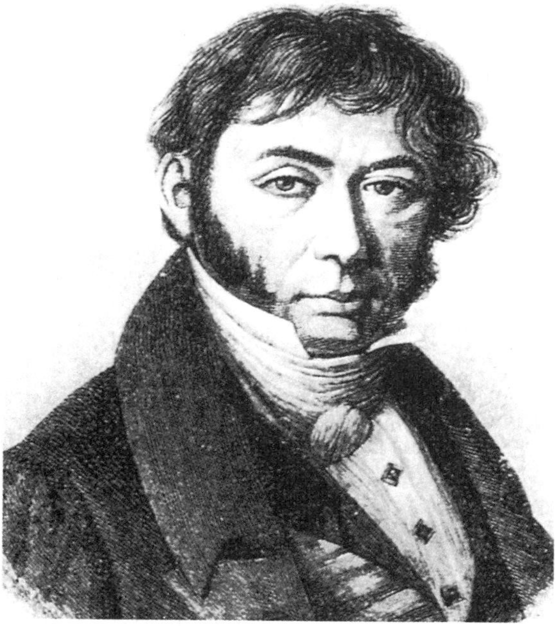

Dr. med. Gustav Wilhelm Groß
6. September 1794 – 18. September 1847

***

Bönninghausen wurde von seinen zeitgenössischen Freunden *„einer der treuesten und dankbarsten Verehrer Hahnemanns, eine der ersten Koryphäen der homöopathischen Wissenschaft"* genannt. Er studierte Jura, besuchte aber auch naturwissenschaftliche und medizinische Vorlesungen. 1827 im Alter von 42 Jahren erkrankte er an eitriger Schwindsucht und als sein Leiden immer ernster wurde, schrieb er 1828 seinem alten Botanikfreund Dr. med. A. Weihe einen Abschiedsbrief. Weihe, inzwischen ohne das Wissen Bönninghausens ein Homöopath geworden, bat seinen Freund, ihm alles über seinen Zustand zu schreiben und heilte ihn mit Hilfe von Pulsatilla. Hierdurch gewann die Homöopathie einen ihrer eifrigsten Förderer und Anhänger. Neben seinen sorgfältig geführten Krankentagebüchern von 112 Quartalbänden, kleineren und größeren Aufsätzen, legte er den Meilenstein zu dem brauchbarsten homöopathischen Repertorium, das später Kent als Grundlage für sein eigenes nahm. Richard Haehl beschreibt ihn als einen herzlichen Charakter, durch und durch redlich, liebenswürdig, herzensgut und bescheiden. *„Nie"*, schrieb ein Biograph, *„entschlüpfte seiner Feder ein Ausdruck, ein Wort, das den sozialen oder kollegialischen Anstand verletzt hätte; seinen Gegnern und Widersachern, die ihm nicht mit der verdienten Achtung entgegentraten, grollte er weder, noch zahlte er ihnen in gleicher Münze zurück; er ließ sie ungeachtet, wenn sie ihm nicht ebenbürtig erschienen, oder suchte sie andernfalls in wissenschaftlicher Weise von ihren Irrthümern zu überführen."* Wie Hahnemann blieb er in hohem Alter körperlich gesund und geistig rege undstarb am 26. Januar 1864 im Alter von 79 Jahren.

***

Der am 30. Januar 1800 geborene **Georg Heinrich Gottlieb Jahr** sollte zuerst Schuhmacher werden, wurde aber schließlich Lehrer. Durch den homöopathischen Apotheker Thrän und Dr. Aegidi kam er frühzeitig zur Homöopathie.

Acht Monate verbrachte er bei Hahnemann, um sich durch schriftstellerische Arbeiten nützlich zu machen, aber bald beklagte sich Hahnemann über Jahrs 'Ruschelei', seine Oberflächlichkeit und Fahrigkeit, die eine genaue Aufsicht nötig mache. Die Homöopathie und die Mittelbilder kamen ihm so selbstverständlich vor, daß er nie genaue Erklärungen gegeben hat. Seinen zahlreichen Werken mangelt es nicht an geistiger Größe, aber sie sind schwer zu verstehen, weil er zuviel voraussetzt. Richard Haehl beschreibt ihn als einen der ergebensten Schüler des Meisters, der sich nie von dessen Auffassung entfernte und sich öffentlich in Zeitschriften sogar gegen seine ehemals besten Freunde für die Reinheit der Lehre einsetzte; gegen seinen Freund Aegidi schrieb er: „Möge Gott es verhüten, daß die Zahl solcher Homöopathen zunähme; wir halten es für unsere Pflicht, mehr gegen sie zu protestieren, als gegen die Allopathie!" (gemeint war die Verschreibung von Doppelmitteln und niedrigen Potenzen). Er ließ sich wie der Meister auch in Paris nieder und erhielt gleichermaßen von Guizot die Erlaubnis zu praktizieren, obwohl er Laie war. Während des deutsch-französischen Krieges mußte er 1870 Paris nach 35 Jahren verlassen. In Paris war er sogar mehrere Jahre uneigennützig an einem öffentlichen Spital tätig. Außerhalb Frankreichs durfte er nirgendwo mehr praktizieren. Er lebte in großer Not, die er selbstlos und ohne Klagen ertrug. Die Hilfe von belgischen Ärzten, eine Geldsammlung, kam zu spät – 5 Jahre nachdem er Paris verlassen hatte, wurde er durch den Tod erlöst.

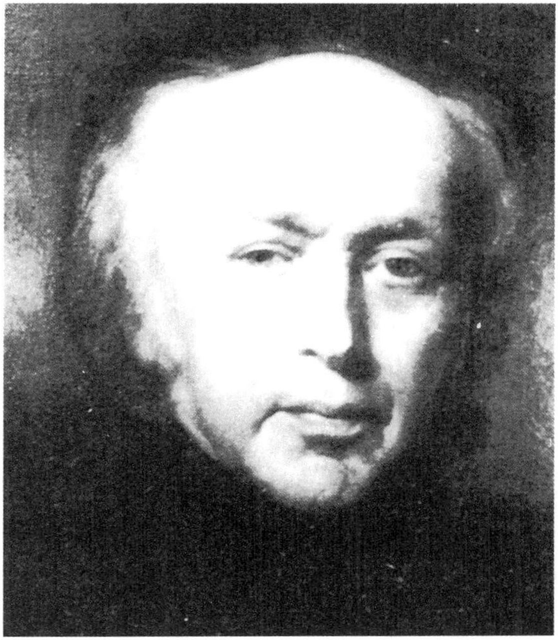

Dr. Clemens von Bönninghausen
12. März 1785 – 26. Januar 1864

* * *

Die Zahl der bedeutenden Schüler und Homöopathen im Ausland war zu groß, um sie hier namentlich würdigen zu können. Aber jede Chronik der Homöopathie wäre unvollständig ohne den Apostel der Homöopathie in der neuen Welt, **Constantin Hering**. Er war Schüler und Assistent des Chirurgen Dr. Robbi, als dieser von einem Buchhändler aufgefordert wurde, ein Buch gegen Hahnemann und seine 'Irrlehre' zu schreiben, um ihn endgültig zu entlarven. Aus Zeitmangel gab Dr. Robbi den Auftrag an seinen Assistenten Hering weiter. Hering fühlte sich geehrt und machte sich eifrig an die Arbeit. Zuerst studierte er die Schriften Hahnemanns. Veranlaßt durch die Aufforderung Hahnemanns, ein Urteil erst nach genauer Überprüfung zu fällen, machte er selber Arzneiprüfungen und praktische Versuche. Völlig überzeugt von der Richtigkeit der Lehre 'wurde aus dem Saulus ein Paulus', und zum großen Schrecken seines Lehrers und dessen Auftraggebers erklärte er 'uneingeschränkt' seinen Gesinnungswandel. Besagter Buchhändler wandte sich übrigens auch später der Homöopathie zu und unterstützte sie durch seine verlegerische Tätigkeit. Die im Jahre 1826 verfaßte Doktor-Dissertation von Hering hieß: ***„De medicina futura"*** *(„Über die Medizin der Zukunft")*.

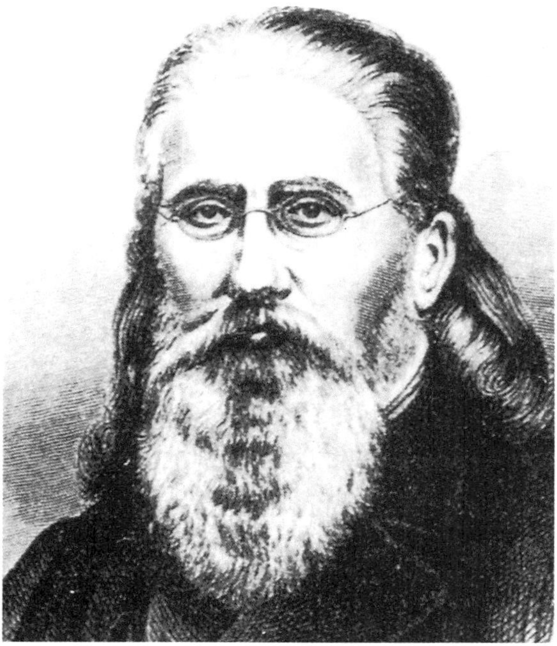

Dr. Constantin Hering
1. Januar 1800 – 23. Juli 1880

Das Schicksal führte ihn für einige Jahre nach Guayana-Lateinamerika, wo er die berühmte Prüfung von Lachesis, der Buschmeisterschlange, durchführte. Er ließ sich von den Einheimischen, die wegen ihres tödlichen Giftes höchst gefürchtete Schlange bringen. Diese hielten den Forscher für verrückt und entfernten sich schnellstens nach der Übergabe. Hering fiel schon bei der Verreibung des Giftes in Ohnmacht, anschließend bekam er hohes Fieber. Seinem Forschungsdrang konnte dies keinen Abbruch tun – als er am nächsten Tag aus seinem delirösen Fieber wieder zu sich kam, war seine erste Frage an seine Frau: „Was habe ich alles getan?"

Später gründete er die erste Akademie für die homöopathische Heilkunst in Allentown bei Philadelphia. Diese konnte aber aus finanziellen Gründen nicht lange gehalten werden. 1848 gründete er zusammen mit Dr. Williamson und Dr. John Jeanes das ***'Hahnemann-Medical-College'*** in Philadelphia – die älteste homöopathische Universität der Welt, die auch heute noch seinen Namen trägt, doch das Wort Homöopathie ist dort inzwischen zum Fremdwort geworden. Sein unerschrockener Mut und seine Tatkraft ließen eine mächtige Homöopathie-Welle über die Vereinigten Staaten rollen. 1912 zählte man in Amerika 56 rein homöopathische allgemeine Krankenhäuser mit 35 bis zu 1400 Betten; darüberhinaus 9 Krankenhäuser für Frauen, 13 psychiatrische Kliniken, 9 Kinderspitäler, 21 Sanatorien und 8 Waisenhäuser. Auch in literarischer Hinsicht war Hering ungeheuer fleißig. Nicht weniger als 37 Prüfungen sind ihm zu verdanken. Bis er mit 80 Jahren plötzlich starb, war der rüstige Mann unermüdlich tätig.

Die 'neue Lehre Hahnemanns' und die 'klassische Homöopathie'

Die Homöopathie in der Neuen Welt hat diesem Mann ungeheuer viel zu verdanken. Doch bald rottete der Götze in Form des Materialismus die Homöopathie in Amerika fast wieder aus. Auch in der übrigen Welt erging es ihr nicht viel besser. Teilweise war dieser Rückgang der Homöopathie auch im Zerfall der 'Großfamilie Homöopathie' begründet. Als viele ihren eigenen Weg gehen wollten, gab es immer weniger Zusammenhalt und gegenseitiges Würdigen. Ein Grund für diese Auseinandersetzung innerhalb der Bruderschaft ist die notwendige Entwicklung der *'klassischen Homöopathie'* gewesen. Sie unterscheidet sich von der *'neuen Lehre'* Hahnemanns, indem sie die letzten 15 Jahre seiner Entwicklung nicht berücksichtigt.

Diese Lehre ist in zahlreichen Briefen, in der letzten Auflage des Organon und in den Krankenjournalen aus der Pariser Zeit zu finden. Auf Grund widriger Umstände brauchte der verdienstvolle **Dr. Richard Haehl** über 30 Jahre, um alle Unterlagen, Dokumente und den Nachlaß Hahnemanns zu sammeln und zu ordnen. Eine vollständige Biographie Hahnemanns aufgrund seines Schriftverkehrs sowie die letzte und sechste Ausgabe des Organons konnte erst 1921, bzw. 1922 veröffentlicht werden. Noch unglaublicher erscheint uns, daß Hahnemanns Pariser Krankenjournale sogar erst vor ein paar Jahren erforscht wurden! Als ob die Menschheit noch nicht reif gewesen war, für die wunderbaren Möglichkeiten der neuen Heilwissenschaft.

Nichtsdestotrotz haben manche Homöopathen selbständige Wege eingeschlagen, die der späteren Lehre Hahnemanns sehr nahe kommen.

Die klasssische Homöopathie könnte mit der 'klassischen Physik' verglichen werden, die auf Prinzipien beruht, die keineswegs 'falsch', aber zu begrenzt sind, um das kosmische Geschehen befriedigend zu erfassen, denn dieses Geschehen unterliegt Prinzipien einer höheren Ordnung, welche die moderne Physik erst mühselig enthüllt. Das Bewußtsein der Menschheit wird erst langsam reif für dieses Wissen.

Solange sich der Homöopath als ursächlich Handelnder empfindet, wird er eher im Rahmen der 'klassischen Homöopathie' arbeiten. Erst wenn er langsam die Hand Gottes, die durch ihn wirkt, spürt, ist er offen für eine Homöopathie, die unbegrenzt ist. Dazu eine treffende Bemerkung von Stapf: *„Soll, was allem Irdischen ruhmreich begeg-*

net, nämlich die stetige Entwicklung durch fortgesetzte weitere Beobachtung, nur Hahnemann zur Unehre gereichen? Oder sollte die Homöopathie gleich vollendet, wie Minerva aus Jupiters Kopf, ins Leben treten?"

Es wird Hahnemann oft vorgeworfen, daß er immer wieder neue Erfahrungen kundgab, die die alten ausräumten. Man versuchte, ihn auf einen bestimmten Zeitpunkt seiner Entwicklung festzulegen und daraus ein Schema zu machen. Aber das Prinzip der Individualisierung schließt logischerweise jede Schematisierung, jede 'Klassifizierung' von vornherein aus.

Ravi Roy

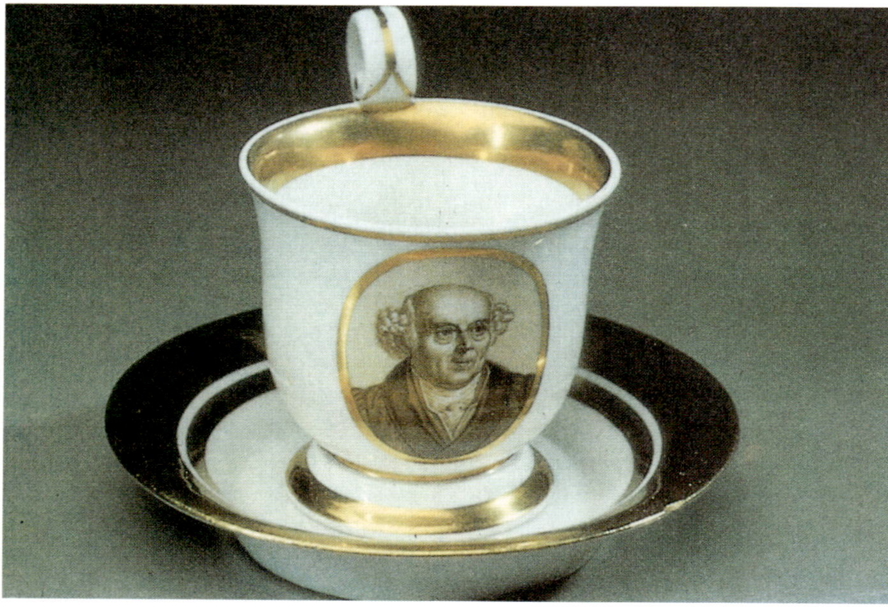

Deutsches Medizinhistorisches Museum, Ingolstadt

* * *

„Möge die milde Bruderschaft der Homöopathen
im Dienst der Menschheit
sich immer achten
und lieben lernen!"

Hahnemanns Garten

Hahnemann hatte es am Anfang schwer in Koethen. Die Verleumdungen und Intrigen der Ärzte und Apotheker brachten die Bürger so gegen ihn auf, daß er nicht in den Straßen erscheinen konnte, ohne beleidigt zu werden – manchmal wurden sogar Steine auf ihn geworfen. Schließlich beschränkten sich seine Spaziergänge nur noch auf den Garten hinter dem Haus. Ein Verehrer Hahnemanns, der bei seinem Besuch in den Garten geführt wurde, sagte: „Herr Hofrath, das also ist der Garten, in dem Sie Ihren täglichen Spaziergang unternehmen – er ist aber wirklich sehr klein." „Wahrlich", antwortete der alte Weise, „die Fläche ist klein, wie Sie sagen, aber Sie müssen gestehen, er ist nach oben hin grenzenlos!"

Ein Hypochonder auf der Suche nach einem Arzt

von Dr. Constantin Hering

Als ich in Deutschland reiste, kam ich eines Tages zu einem großen Gutshof, dessen Besitzer mich einlud, die Nacht in seinem Haus, statt in einem Gasthof zu verbringen. Er war ein reicher, alter Herr, ein richtiger Gentleman, ein großes Original, der sich ständig krank fühlte, dem es aber weder an Freizeit noch an reichlichem Essen und gutem Wein fehlte. Als er erfuhr, daß ich ein junger Arzt sei, sagte er mir, er würde eher seinen Sohn Henker werden lassen, als Arzt. Auf mein Erstaunen hin brachte er ein großes Heft und erklärte mir, vor zwanzig Jahren sei sein Körper zum ersten Mal erkrankt, seinen geistigen Fähigkeiten tat dies jedoch keinen Abbruch.

Zwei medizinische Kapazitäten, die er deswegen konsultiert hatte, stritten sich nur über seine Krankheit, was zur Folge hatte, daß er weder sie noch ihre Medizin in Anspruch nahm. Er trug aber die Details über die Konsultationen in ein spezielles Heft ein.

Nachdem sich seine Krankheit nicht besserte, begab er sich auf Reisen, entschlossen, sich niemals von irgendeinem Arzt behandeln zu lassen, außer wenn er drei Ärzte finden würde, die ohne zu zögern und in allen Einzelheiten über seinen Fall einig wären.

Zu diesem Zweck konsultierte er erst einmal alle Ärzte mit einem guten Ruf und danach andere, deren Namen weniger bekannt waren. Aber trotz all seiner Leiden verließ er niemals seinen ersten Entschluß. Er führte über jeden Arztbesuch genauestens Buch, und es gelang ihm nicht zwei Ärzte zu finden, die in Bezug auf seine Krankheit einer Meinung waren. Nachdem er dem Rat von keinem folgte, blieb er zwar ein Invalide, jedoch lebte er wenigstens noch.

Wie zu erwarten, hatte ihn diese Suche eine hübsche Summe Geld gekostet.

Sein Konsultationstagebuch hatte das Aussehen eines großformatigen Kontoführungsbuches mit Spalten. In der ersten Kolumne standen die Namen der Ärzte, insgesamt 477; in der zweiten, die der Krankheit mit Erklärungen über die Natur der Krankheit, hier gab es 313, die sich voneinander ganz deutlich unterschieden; in der dritten Spalte waren 882 Rezepturen aufgeführt. Insgesamt waren 1.097 Arzneimitteln benannt worden. Die Endsumme erschien am Ende jeder Seite wie bei einer richtigen Buchführung.

Er nahm eine Feder und sagte, ohne eine Miene zu verziehen: „Wollen Sie nicht auch etwas für mich verordnen?" Da ich wenig geneigt war, das zu tun, fragte ich, ob Hahnemann nicht auf seiner Liste stünde. Mit einem spitzbübischen Lächeln tippte er auf Nr. 301: Name der Krankheit: 0, verschriebene Arznei :0. „Das war der weiseste von allen," rief er aus „denn er sagte, *daß für ihn der Name der Krankheit nicht wichtig sei, und daß der Name des Medikaments mich nichts angehe, Hauptsache der Kranke würde geheilt."* „Aber warum haben Sie sich nicht von ihm behandeln lassen?" fragte ich. „Aus dem einen Grund," antwortete er, „es müssen drei sein, die sich einig sind – er war der einzige!"

Ich fragte, ob er bereit wäre, etwa 100 Franc für ein Experiment zu opfern. In dem Fall könnte ich nicht nur drei, sondern sogar 33 Ärzte nennen, die in der Umgebung, aber auch in anderen Teilen des Landes und der Welt weit verstreut lebten, und die einer Meinung sein würden. Er äußerte seine Zweifel, entschloß sich jedoch einen Versuch zu wagen. Wir nahmen dann zusammen seine Krankengeschichte auf und schickten die Kopien davon an 33 homöopathische Ärzte. Er legte ein Lousidor in jeden Brief und bat jeden Arzt die Mittel zu nennen, die seine Krankheit heilen oder zumindest lindern könnten.

Vor kurzem bekam ich ein Faß mit Rheinwein, Jahrgang 1822. „Ich schicke Ihnen Wein aus dem Jahr 1822," schrieb er „weil zweiundzwanzig Ärzte über meinen Fall einig waren. Ich merke nun, daß es in manchen Dingen auf der Welt eine Gewißheit gibt. – Ich habe mir verschiedene Bücher über das Gebiet der Homöopathie besorgt, um Information darüber zu bekommen. Demnach gibt es ungefähr zweihundert Mittel, dennoch sind zweiundzwanzig Ärzte auf dasselbe Mittel gekommen. Man hätte nicht mehr erwarten können. Der Homöopath in meiner Nachbarschaft hat mich unter seine Fittiche genommen, und ich schicke Ihnen den Wein, um nicht verführt zu werden vor Freude zu viel zu trinken, denn ich kann Tag für Tag die Besserung meiner Gesundheit beobachten."

Heinrich Heine und die Wurst

Als der große deutsche Dichter von Lyon nach Paris reisen wollte, wurde er von dem homöopathischen Arzt Dr. Noack gebeten, dem gemeinsamen Freund Dr. David Roth in Paris eine dieser Würste, für die Lyon berühmt ist , mitzubringen. Wir alle kennen diese Delikatesse, die mit ihrer leuchtenden, bunten Folie aus Zinn den Inhalt aus dunklem, zusammengepreßten Fleisch, durchsetzt mit kleinen Fettbröckchen und einem Hauch von Knoblauch verbirgt.

Die Reise in der holprigen Postkutsche war lang und eintönig, denn es gab ja noch keine Eisenbahn in jenen Tagen. Heine war hungrig und er konnte der Versuchung nicht widerstehen, ein Ende der metallischen Hülle zu öffnen und ein kleines Stück des saftigen Fleisches abzuschneiden. Das schmeckte so gut, daß er sich dachte, er könne noch eine Scheibe riskieren. Eine Scheibe führte zur nächsten, und als er Paris erreichte, blieb sehr wenig von der ursprünglichen Wurst übrig. Das war unangenehm, denn es erweckte den Anschein, als hätte er das Vertrauensverhältnis zu seinem Freund mißbraucht. Wie konnte er sich bei Dr. Roth für das Schwinden der Wurst entschuldigen, die Dr. Noak ihn beauftragt hatte, als Geschenk dem gemeinsamen Freund zu überreichen? Aber Heine wußte sich wie immer zu helfen. Er befreite sich aus dem Dilemma, in das ihn sein zügelloser Appetit geführt hatte, auf folgende geradezu geniale Weise: Er schnitt von dem Wurstzipfel, der übriggeblieben war, eine hauchdünnes Scheibchen ab, wickelte es in ein Blatt Papier und schrieb darauf:

„Mein lieber Doktor Roth, unser Freund Dr. Noack betraute mich damit, Ihnen eine Lyoner Wurst mit den besten Wünschen zu überbringen. Unglücklicherweise zwangen mich die Qualen des Hungers während meiner langen Reise nach Paris die ganze Wurst, bis auf die beigefügte Scheibe aufzuessen. Da die Homöopathie aber lehrt, eine ganz kleine Dosis sei viel effektiver als eine große, brauche ich keine Entschuldigung für diese winzige Portion abzugeben, die Sie sicher viel mehr schätzen werden, als die grobe Substanz der gesamten Wurst."

„Hahnemann ist ein seltsamer Doppelkopf von Philosophie und Gelehrsamkeit, dessen System am Ende den Ruin der gemeinen Rezeptköpfe nach sich ziehen muß, aber noch weniger von den Praktikern angenommen und mehr verabscheut wird, als er untersucht ist"

Jean Paul

Hering selber über seine Bekehrung zur Homöopathie

Übersetzt aus dem englischen. Es sind fragmentarisch Erinnerungen, die jedoch als interessante und teilweise lehrreiche Episoden betrachtet werden können.

Als Student sollte ich ein Buch gegen die Homöopathie schreiben. Also erst stellte ich mir die Frage: „Was bedeutet ähnlich?"

Dazu kam mir der Gedanke von einem Maler, der ein Portrait malt. Jemand schaut es an und sagt: „Wie groß ist die Ähnlichkeit zu der Person!" Ein anderer sagt: „Es sieht gar nicht nach ihm aus." Nun, was bedeutet der Begriff Ähnlichkeit wirklich?
Ich fing dann an, die Materia medica zu studieren. Bei jedem Mittel fand ich, daß es Vertigo heilen sollte; auf deutsch *Schwindel.* Ich bin fast zu dem Schluß gekommen, daß die ganze Angelegenheit nichts anderes als ein Schwindel sei!

Ich untersuchte weiter und es erschien mir, als ob es nicht mit rechten Dingen zuginge, wie alles so schön zusammen zu passen schien. Heute bin ich aber froh, daß mein Buch nie erschien.

Mein alter Freund, der Apotheker, der glücklich war, als ich anfing gegen die Homöopathie zu schreiben, war sofort bereit, alles für mich zu besorgen, das ich hätte gebrauchen können, um die Arbeit weiterzuführen.
Eines Tages ging ich zu ihm, um die Urtinktur von Chinarinde zu besorgen, unverfälscht. Dieses war zu damaliger Zeit ein herkömmliches Mittel gegen Malaria, welches sehr verbreitet war. Ich beobachtete, wie sich sein Gesicht veränderte, als ob er mein Vorhaben ahnte. Er wußte, daß diese Droge den Weg für Hahnemann gebahnt hatte, um seine Entdeckung zu ermöglichen. „Das ist sehr gefährlich, mein kleiner Freund", bemerkte der Apotheker. „Keine Angst", sagte ich. Ich habe Mathematik studiert und kann das Wahre von dem Falschen unterscheiden.

Innerhalb von zwei Wochen wurde ich seines Hauses verwiesen und verlor mein Stipendium. Ich kam dem Verhungern nahe. Keiner gewahr mir Hilfe. Meine Freunde mieden mich. Einer sagte: "Hering ist verrückt geworden!" Noch ein anderer Freund bot an, krank zu spielen, so daß er eine Rechtfertigung hätte, mir ein Honorar für die Behandlung zu gewähren. Ich war 'verrückt' herauszufinden, was ist wahr an der Homöopathie und was falsch. Mir wurde empfohlen, die Hausherrin einer Pension aufzusuchen, die Versuche mit der Homöopathie machen wollte. Ich ging hin. Sie sagte:

„Ich habe im Moment keine Zeit. Setz dich hin und iß." Ich schlang wie ein Holzfäller das Essen hinunter. Die Frau sagt: „Komm morgen um ein Uhr wieder, dann werde ich Zeit haben." Ein Uhr war Mittagessenszeit. Wieder wurde ich an den Tisch gebeten und stillte meinen Hunger. Ich fing an, meine Behandlung im Austausch mit Essen anzubieten und gewann bald wieder meine Kräfte zurück, welche ich gleich dafür einsetzte, mehr von Hahnemanns Homöopathie zu studieren.
Eineinhalb Jahre später geschah die Sache mit meinem Finger (Blutvergiftung) und die Homöopathie rettete mein Leben. Ein paar Tropfen Medizin (eine Arsen-Potenzierung) reichte aus, um mich zu kurieren. Ich habe mein Unwissen gezeigt, indem ich darauf bestand, daß das Mittel äußerlich angewandt wird. Lieber Herrgott! Wie dumm kann man sein!

Meine Begeisterung wuchs. Ich wurde fanatisch. Ich ging im Lande herum, suchte Herbergen auf, wo ich auf den Tischen und Bänken Reden hielt für alle, die Lust hatten, mir ihre Aufmerksamkeit für meine Ansprachen voller Begeisterung über Homöopathie zu schenken. Ich erzählte den Leuten, daß sie in den Händen von Halsabschneidern und Mördern seien. Mir sind viele Heilungen gelungen. Der Erfolg wartete in jeder Ecke auf mich. Fast dachte ich, ich könnte die Toten auferwecken. Geld hatte ich trotzdem nicht.

Ich schrieb einen Aufsatz mit dem Geist eines Propheten über die Zukunftsmöglichkeiten in hundert Jahren - Erlösung der leidenden Menschheit. Ich dachte an den ungeheuren Einfluß, den meine Arbeiten auf die Medzin haben würden. Einen Aufsatz schickte ich sogar an den berühmten Homöopathen Dr. Stapf. Dieser machte mich mit seinem Freund Dr. Groß bekannt. Stapf, Groß, Hartmann und Moritz Müller hatten sich schon in die Fußstapfen Hahnemanns eingereiht.

Ich konnte sogar meine tägliche Milchration nicht mehr bezahlen. Am gleichen Tag kam ein Bote und bat mich den Homöopathen Dr. Hartlaub, den Schwager meiner Schwester, aufzusuchen. Nachdem ich nun ein Jahr lang unter Hungersnot gelitten hatte, kam ich zu einem Bauernhof, wo ich genug zu Essen bekam. Der Besitzer war ein entfernter Verwandter, der das Erbe eines Zweiges der Familie an sich gerissen hatte. Also fühlte ich mich gerechtfertigt, in dieser Weise mit ihm auszugleichen.
Als ich dort hinkam, hatte ich ein hageres und hungriges Aussehen und meine Kleider waren voller Risse und Löcher. Aber ich war sehr stolz. Es wäre für niemanden klug gewesen, sich über meinen schäbigen Zustand zu äußern. Aber nach kurzer Zeit verließ ich den Bauernhof und ging in die Stadt, obwohl mein Cousin Reuslitz mich gerne bei sich gehabt hätte.
Kaum war ich in der Stadt angekommen, ging ich zur Bank, um mein monatliches Stipendium von fünf Dollar zu holen, das ich die letzten drei Monate hatte liegenlassen. Man sagte mir, ich möge einen der höheren Beamten aufsuchen. Ich wurde einer

kleinen, stämmigen, rauhen, pompösen Person gegenübergestellt, die mir erklärte: „Ich habe gehört, daß Sie sich zunehmens mit der Homöopathie beschäftigen. Ich muß Sie bitten, damit aufzuhören. Hier ist das Geld für die letzten drei Monate. Ich kann es mir nicht erlauben, Geld aufzubewahren, um einen Homöopathen zu unterstützen." Ich erwiderte: „Mit welchem Recht maßen Sie sich an, mich zu beleidigen?" und warf sein Silber auf den Tisch. „Nicht einen Pfennig werde ich davon berühren!"
Noch nie habe ich den Bankbeamten, der gleichzeitig ein ehrenhafter Doktor war, so aufgeregt erlebt wie in diesem Moment. Er schlug mit seiner Faust auf den Tisch, schmiß seinen Stuhl nach hinten und fuchtelte in der Luft herum. Seine Augen waren voller Feuer, sein Blut schien zu kochen. Eine seiner Töchter erstarrte voller Erstaunen. Sie sagte später, sie hätte ihren Vater noch nie so erregt gesehen.
Dieser Mann, der einen armen Studenten beleidigte, wurde selber, viele Jahre später, Homöopath. Er bot mir mein Geld zurück, aber ich nahm von ihm weder etwas an, noch habe ich ihn jemals wieder aufgesucht.
Von dem Moment, an dem ich das Geld vor seine Füße schmiß, habe ich nie wieder Hungersnot gehabt bis zum heutigen Tag meines langen Lebens. Als ich von der Bank nach Hause kam, wartete auf mich ein Ruf eines Patienten.

Ich mußte bei Hartlaub hart arbeiten, als ich ihm assistierte, noch mehr als mein alter Schriftsteller jetzt für mich. Jedoch waren zwei Groschen am Tag genug, um mich glücklich zu machen.

Rechtlich gesehen durfte ich nicht praktizieren, da ich noch kein Diplom hatte. Jedoch war ich mir sicher, daß ich mehr als mein Arbeitgeber wußte. Ein ganzes Jahr widmete ich mich dem Studium der Materia Medica. Im Sommer daraufhin reiste ich herum. Das war mein Sommer des Fanatismus. Ich half einigen Bauern in ein Getreidelager einzubrechen, um sie vor dem Verhungern zu bewahren. Jeden Tag wurde ich reich mit neuen und schönen Gaben beschenkt. Eine dieser war ein Spitzenangebot als Hauslehrer bei einer reichen Familie Luefland in Rußland.

Bald danach reiste ich zu meinem Bruder Ewald. Als ich dort war, kamen zwei Briefe für mich, die jedoch der Postbote mir erstmal verweigerte, weil sie unfrei geschickt wurden. Mein Bruder erledigte die Angelegenheit. Ein Brief war kurz: von Hahnemann über die Wirkung von Eisen. Der andere von dem Dichter Jean Paul. Er wollte Medizinfläschchen von mir. Mein Bruder sagte dann: „Du wirst nicht zu Luefland gehen. Ein Mann, der Briefe von zwei der größten Männer unserer Zeit erhält, darf nicht nach Rußland. Du bleibst hier." Vergebung für meinen Bruder stand noch an, denn er hatte die Bücher unseres Vaters einfach verkauft. Jean Paul sprach immer von der Duplizität der Zufälle. Am gleichen Nachmittag lehnte ich die Stelle bei Luefland ab, wo mir eine brilliante Zukunft erwartete, aber überhaupt nicht nach meinem Geschmack. Ich wurde nicht erzogen, Hoheiten zu dienen und hätte schlecht als Lakai abgeschnitten.

Ein herbstliches Geschriebenes im Gedenken an den Begründer der Homöopathie Samuel Hahnemann

Köthen, 6. Oktober 1996

Hahnemann saß an seinen Schreibtisch und beantwortete einen Anruf der Homöopathin Kruse, als neuer Besuch im Hause durch die Glocke kundgetan wurde.
Viel mehr Besucher kamen seit der Zusammenführung der beiden deutschen Staaten. Es freute ihn, wenn er das Interesse an seiner Homöopathie so nah miterleben durfte. Meist jedoch blieb er im Hintergrund, saß zwar an seinem Schreibtisch, an dem er viele Jahre verbracht hatte, wurde aber kaum bemerkt. Beinahe durchsichtig, wie er war, immer noch die hohe Stirne, beobachtete er die Neugierigen, die einen Blick auf seine Nachlassenschaft werfen wollten: einen Stuhl, einen kleinen Schrank, eine Vitrine, darin seine Ledertasche mit den Arzneien.

Diesmal war es eine Frau, die die Tür zu seinem Zimmer öffnete und hereintrat. Rotes Jackett, rote Hosen, Leggings sagte man wohl, Locken, ein spitzbübisches, wissensdurstiges Gesicht. Graue, wache Augen. Ein neugieriges Wesen. Fühlt alles an in seinem Raum, steckt die Nase tief in seine Bücher.
Hahnemann weht eine Erinnerung an. Hat er sie schon einmal gekannt? Ihm wird warm zumute, damit wird er gleichsam lebendiger. Weniger geistartig ist er, er wird sichtlich deutlicher.
Die Junge bemerkt ihn nun, grüßt. Das sei noch ein schöner Herbsttag geworden, nach all dem Regen. Hahnemann schaut einen Augenblick lang überrascht aus dem Fenster. Das Wetter hatte ihn lange nicht interessiert. Tatsächlich, über der herbstlichen Landschaft liegt ein schöner Sonnenstrahl. Er grüßt wieder, schaut sie erfreut an: Hosen – trug sie nicht auch Hosen? Aber Hosen tragen heutzutage alle Frauen, was wundert ihn das.
Er stellt sich vor: Christian Samuel Hahnemann gebürtig aus Meißen. Die Junge ist nur wenig überrascht. Sie schüttelt ihm herzlich die Hand und erwidert: Melanie d'Hervilly aus Berlin, Journalistin. Sie sei damit beschäftigt, eine Reportage für eine Tageszeitung über ihn und die Homöopathie zu schreiben. Sie nimmt gleich ihr Aufnahmegerät aus der Tasche, holt sich den einzigen Schemel, setzt sich zu ihm an den Schreibtisch und bittet um ein Interview.

Seine Gedanken wandern zurück zu seinem Leben als Hahnemann in den Jahren 1755 - 1843. Und mit dem Erinnern und Erfühlen erfüllt seine Präsenz und sein Geist den Raum, in dem die beiden nun sitzen. Melanie schaut ihn an mit ihren grauen Augen, und er sieht in ihnen grüne Sterne funkeln. Und so beginnt er zu erzählen.

Mit Freude und Entschlossenheit war er in die Welt gekommen, und seine Seele hatte alle Schwierigkeiten in seinem Kinder-Dasein begrüßt. Diese hatten ihn wach gemacht und früh selbständig werden lassen. Er hatte die Augen aufgemacht und das harte, arbeitsreiche Leben angeschaut, das ihn erwartete. Und er hatte JA gesagt und war schnell reif geworden. Er übte sich in Disziplin, lernte freudig, was ihm angeboten wurde und nahm die Verantwortung für sein Leben vollkommen an.

Sein mitfühlendes Herz nahm die Leiden und Sorgen seiner Mitmenschen wahr. Ihn schmerzte die Pein der Kranken. ihnen wollte er dienen. Er machte sich auf, ein Arzt zu werden. Aber trotz intensiven Studiums konnte er keine befriedigende Heilmethode finden. Er stellte fest, daß die Behandlungen auf Annahmen, Meinungen und modischen Extravaganzen fußten und in keiner Weise einem System zugrunde lagen. Schließlich verzweifelte er und als er sich einem Heer von Kranken gegenüber sah, denen er mit den gängigen Mitteln nicht helfen konnte, stieg er erstmal aus, bis er in seiner Experimentierfreudigkeit einem uranischen Einfall nachgab und das Prinzip des Heilens neu fand. Von diesem Zeitpunkt an war er beseelt von der Idee des Ähnlichen. Und was für andere als eine Art von Besessenheit erschien, mit der er sein Werk vorwärtstrieb, war in Wirklichkeit seine absolute Hingabe an die WAHRHEIT gewesen, die es überhaupt ermöglichte, die WISSENSCHAFT der HOMÖOPATHIE entstehen zu lassen. Nur indem er sein Leben vollständig gab, wurde ihm alles gegeben: eine Methode, durch die schnelle, sanfte und dauerhafte Heilung möglich ist. Vom GEBER ALLES GUTEN ließ er sich führen, und er wurde geführt. Tausenden rettete er das Leben oder heilte sie und gab ihnen die Kraft zum Leben zurück.

Sein Leben war eine lange Reise gewesen, oft eine mühselige und anstrengende Reise. Es gab viel Auseinandersetzung und Streit. Nicht nur mit seinen Kollegen und der sogenannten Fachwelt. Nein, gerade zu Hause in der Familie, mit seiner Frau hatte es oft Unzufriedenheit und Unverständnis gegeben. Unbeugsam sei er und starrsinnig! Die Familie lasse er in Kälte und Not leben, hatte sie ihm oft vorgeworfen. Wenn er nur ein Quäntchen Kompromißbereitschaft haben könne, würde man ihn vielleicht in der Stadt leben lassen und nicht schon wieder hinauswerfen. Mit 11 Kindern der 17. Umzug in einen anderen Landstrich. Das ginge über ihre Kräfte. Und all die Verleumdungen, das scheele Ansehen, das sie überall zu erleiden hatten. Nur die Ströme der Patienten rissen nie ab, ob Tag oder Nacht. Reich wurden sie nie mit seiner Heilkunst. Immer wenn sie wieder fortgetrieben wurden oder er selbst, Hahnemann von innerer Unruhe ergriffen, weggetrieben wurde, mußte beim Umzug und Kauf des neuen Hauses am dem Ersparten gezehrt werden. So mußte er, Hahnemann, oft mit sich ringen. Er erlitt die armselige Umgebung seiner Kinder. Tagsüber mühte er sich mit Hausarbeit, Feuerung zu besorgen, Holz zu hacken, die Öfen zu heizen, Brot zu backen, der Frau bei Wäsche und Zubereitung der Nahrung zu helfen. Hingebungsvoll hatte er seine Kinder betreut. Doch den Zorn seiner Frau konnte er oft nicht besänftigen. Er verstand sie wohl, doch nie konnte er den Weg verlassen, den er begonnen hatte zu gehen. In seinem tiefsten Inneren wußte er, daß ihm die Aufgabe gestellt worden war, der Menschheit eine Heilkunde zu geben, die ihre Krankheiten besänftigen und heilen konnte.

Wenn nach einem aufreibenden Tag Ruhe im Hause eingekehrt war, und er den Vorhang zuzog, der die Schlafenden von seinem Schreibtisch trennte, wurde ihm immer die Gewißheit zuteil, daß ihm aus seiner göttlichen Seele Kraft und Mut zufloß, seine Arbeit zu vollenden. Wie müde er auch sein mochte, nie verließ ihn diese innere Stärke, die ihm gegeben war, alle Hindernisse, die sich ihm in den Weg stellen wollten, beiseite zu schieben. Nachts an seinem Schreibtisch, während er Seite um Seite seiner Beobachtungen und Erkenntnisse formulierte, fühlte er oft sein verwundbares Herz. Es hatte sich für die Leiden der Menschen geöffnet und verschloß sich niemals mehr. Nur am Tage wirkte er oft hart und streng, stolz und streitsüchtig. Um seine Lehre gegen wohlmeinende Verwässerer zu schützen, mußte seine Rede oft spitz und treffend sein, wie ein Pfeil. Er konnte nichts anderes zulassen, als was ihm in seinem nächtlichen Ringen um Erkenntnis mit Gewißheit zuteil geworden war. Macht's nach, aber macht's genau nach, nicht wahr! Nichts Anderes! Wer in der Welt ein Diener sein will, dessen Herz muß bluten vor Mitgefühl, aber sein Verstand muß klar und scharf sein, wie ein Diamant. Es ist der Weg des Herzens, aber nicht immer kann er von den Umstehenden als solcher erkannt werden. Niemals konnte er es den anderen recht machen. Nur in Übereinstimmung mit einer Instanz in ihm selbst konnte er zu seinen Erkenntnissen kommen, deren Maxime hieß: Die Aufgabe des Arztes ist es, Menschen gesund zu machen, was man heilen nennt.

Hahnemann erzählte Melanie seine Geschichte der vergangenen zweihundert Jahre. Er erlebte, wie die Homöopathie ihren Weg in die USA fand, dort aufblühte durch unermüdliches Wirken von Frauen und Männern, die seinem Werk ihre Erkenntnisse hinzufügten. Er erlebte, wie sich die Heilmethode über die Erde verbreitete und besonders in Indien Fuß faßte aufgrund des intuitiven Verständnisses der Menschen dort, die die Wahrheit der Lehre erfaßten. Fortwährend stand er in Kontakt mit Kollegen, die in einer inneren Kommunikation Probleme mit ihm erörterten. Ihn prägte die Zeit, die verging mit ihren geistigen Errungenschaften. Er hatte teil an der Entwicklung der Psychologie, der Physik, lernte andere Medizinsysteme kennen; z.B. die chinesische Akupunktur, pflichtete Edward Bach bei, als er die Blüten-Therapie entwickelte und lernte über die Macht des GEISTES, die durch einen heilsamen Menschen heilend wirkt. Auch hat er sich verändert: versöhnlicher, gütiger ist er geworden, er hat erkannt, daß Wahrheit immer sanft voranschreitet, sich ausbreitet, im Herzen keimt, wächst. Die Saat ist aufgegangen.

Sein Geist hat all die großartigen Menschen beseelt, die seine Arbeit fortgeführt haben. Sein Geist hat sich über die ganze Erde ausgebreitet, in einen leuchtendem Netzwerk sind all die Menschen darin verbunden, die die Idee der Homöopathie weitertragen. Er lebt in allen weiter, die seine Lehre verbreiten, mit ihr arbeiten. Und jeder von ihnen macht die Lehre größer, webt seine Mühen und Freuden hinein.
Hahnemann hat erkannt, daß "der Geber alles Guten", wie er den Großen Geist nennt, ihn zu einem Werkzeug gemacht hat, nicht nur die Leiden der Menschen zu heilen, sondern jeden näher zu Gott zu bringen. Das Licht, welches die Arznei in diese unordentlichen Organismen wirft, hilft aufzuräumen, den Schmutz und Unrat zu beseitigen und einen Schritt näher zur Vater-Mutter-Gottheit zu gehen. Die Erkenntnis ist es, die bewirkt wird. Wie eine Machete schlägt sich die Arznei durch den Urwald der Unwissenheit. Schafft freie Wege und Plätze, auf denen die Sonne der Weisheit ungehinderten Raum erfährt und die Pflänzchen der Klarheit in ihr wachsen und leuchten.

Wenn auch die Homöopathie durch ihre Erfolge bei der Behandlung kranker Menschen überzeugt, ist sie nach wie vor wenig verstanden oder hat gar Einlaß gefunden in die heutigen Medizinsysteme. Und obwohl der gesamte Gesundheitsapparat SOS funkt, wie ein Schiff, welches leckgeschlagen ist, gibt es keine Bereitschaft, die Lehre der geistartigen Substanzen in Erwägung zu ziehen. Im Gegenteil: Heil und Glück werden nach wie vor in einer Erweiterung der Apparatemedizin gesucht, und die Pharma-Industrie kann immer noch mit der Arglosigkeit der Hilfsbedürftigen rechnen..
Nicht anders als zu Hahnemanns Zeit geht es im "Gesundheitswesen" heute zu, nur noch aufgeblähter und menschenverachtender ist es geworden. Gerät ein kranker Mensch in den Medizinapparat, wird aus ihm nicht selten ein um sein Immunsystem ärmerer Mensch, auf dem etikettiert eine unheilsame Diagnose steht, die ihn der Hoffnungslosigkeit anheimgibt. Hahnemann regte sich darüber nicht mehr auf. Er konstatierte, stellte fest: So viele Opfer hat die Medizingeschichte in ihren Annalen, manchmal will man sich schon die restlichen Haare raufen, wird es nicht aufhören?
Der Patient, eine Kuh, die unaufhörlich gemolken wird. Die Tiere, degradiert zum Versuchsobjekt der pharmazeutischen Industrie. Soviel Blut, soviel Leid, soviel Schmerz.

Hatte er, Hahnemann, nicht mit der Homöopathie eine schnelle und sanftwirkende Heilkunde schaffen dürfen, eine Methode, die die Natur achtete, die mit ihrer Arzneimittelprüfung am Gesunden nur die Freiwilligen für kurze Zeit die Wirkkraft der Mittel erproben ließ? Hatte er nicht eine Methode geschaffen, die noch dazu preiswert ist, die die Lebenskraft der Menschen stärkte, so daß sie zu ihrer vollen Schaffenskraft aufblühen können, ihr Potential in sich zu verwirklichen? Sekunden streiften diese Gedanken Hahnemanns Gehirn. Doch dann wischte er sie mit der Hand über seine Stirn hinweg.

Alles dient der Entwicklung, alles ist Evolution. Um Bewußtsein zu entfalten, braucht es machmal ein Messer des Chirurgen, die Bomben der lebensfeindlichen Mittel - der Antibiotika, der Zytostatika, der verbrennenden Bestrahlungen. Alles hat Berechtigung auf dieser Erdenschulung. Erst wenn der verstandes- und vernunftbegabte Mensch diese Art der Behandlung verweigert und Einsicht gewinnt in eine Heilweise, die ihn als Individuum beachtet und respektiert, dann kann Änderung erfolgen, vorher nicht.

Hahnemann sah, daß er Melanie entzündet hatte für seine Lehre, für die Homöopathie. Ganz tief innen war sie von diesem Geist berührt worden. Diese Frau rührte an Gefühle, die er annähernd 150 Jahre nicht mehr empfunden hatte. Freimütig hatte er ihr sein Leben bekannt gemacht, alle Qualen und Sorgen, aber auch seine Freude mitgeteilt. Nun saß sie mit leuchtenden Augen vor ihm, versuchte ihn zu überreden, mit ihr zu gehen, ins neue Berlin. Und dort öffentlich seinen Kopf zu erheben, wieder zu lehren und zu behandeln: ein Zentrum, ein homöopathisches Krankenhaus, eine Professur an einer Universität, Reisen um die ganze Welt.
Hahnemann stand auf von seinem Stuhl, legte die Pfeife sorgfältig auf seinen Schreibtisch. Ein paarmal wanderte er im Zimmer auf und ab, sann nach, fühlte hinein in dieses Leben. Die Mühsal, die dies mit sich brachte, scheute er nicht. Kämpferisch war sein Geist wie eh und je. Die Angriffe, die Verleumdungen, denen er ausgesetzt sein würde, würden ihn nicht mehr provozieren können. Mit Nachsicht könnte er ihnen begegnen. Er sah den Strom von Menschen, die seine Hilfe suchten, die seine Lehre verstehen und lernen wollten. Er spürte unheimliche Kräfte, die ihn erfüllten beim Ansehen dieser Aufgabe.

Melanie sah in voll Zärtlichkeit an. Ja, auch diesen Aspekt das Lebens wieder zu kosten. Auch diese Kräfte wurden in ihm wieder fühlbar. Hahnemann zog Melanie hoch von ihrem Stuhl, nahm sie in seine Arme und küßte sie mit einem Gefühl tiefer Verbundenheit auf beide Wangen. Dann drückte er sie sanft wieder auf ihren Platz zurück. Er wanderte zum Fenster, stand dort einen Moment lang, schaute hinaus auf die herbstliche, sterbende Natur. Der Winter stand vor der Tür. In dieser Jahreszeit starb vieles, es würde sehr kalt werden, bevor die Sonne die Erde wieder erwärmen konnte und frische, junge Triebe aus ihr brechen konnten. Diese neue Zeit, die im Werden war, wie sagte man, die Wassermann-Zeit, brauchte keine führenden Persönlichkeiten mehr. Viele, viele würden es werden, die die universelle Kraft des Schöpfers an sich entdekken würden und sich bereit finden würden, mit all ihrem Wissen und all ihren Fähigkeiten der leidenden Menschheit zu dienen. Eine Kette von helfenden Händen würde es sein, umspannt um den Erdball und hineinreichend ins All. Denen wollte er beistehen. Er würde die Inspiration sein und der Mut. Sein Geist würde sich weiter und weiter dehnen. Es würde keine Trennung geben zwischen all den vielen Richtungen und Methoden. Alle, die in dem Bewußtsein lebten, daß nur der Geist heilt, daß es die

Essenz von Christus ist, die es zu erwecken gilt, daß nur das, was dem Menschen in seinem Wesen wirklich ähnlich ist, heilen kann: die Liebe. Diese Arbeit wollte er tun: still, bescheiden, fast unsichtbar wollte er sein, aber um so fühlbarer den Geist der Homöopathie nähren.

Als er sich umdrehte von seinem Fensterplatz, war Melanie fort. Sie hatte verstanden. Er war ihr dankbar, sie machte ihm den Abschied leichter. Auch sie würde ein strahlendes Licht in der Dunkelheit sein und mit ihrer tiefempfundenen Liebe zu allem Sein trösten und lindern, erwecken und heilen. Auch ihr Name würde vergehen, wie eine Blume nach ihrer Zeit verwelkt. Doch niemals vergebens.

In einer Berliner Tageszeitung erschien am Sonntag darauf folgender Artikel:
(der hier nur auszugsweise wiedergegeben werden kann.)
Vor 200 Jahren, 1796, veröffentlichte ein Dr. Christian Samuel Hahnemann seine kleine Schrift: „Versuch über ein neues Prinzip zur Auffindung der Heilkräfte der Arzneysubstanzen" in Hufelands „Journal zur practischen Arzneykunde". Zu diesem Zeitpunkt ahnt niemand, außer Hahnemann selbst, daß hier ein Schlüssel preisgegeben wurde für eine Heilkunde, die Wechsel und Wandel von Zeiten und Zeitgeist vieler hundert Jahre überdauert...

... Die Unzufriedenheit, die Hahnemann bewegte, nach einem wirksamen Heilsystem zu suchen und solches zu finden, hat sich in unserem ausgehenden zweiten Jahrtausend vieler Menschen bemächtigt. Das Verständnis über den Körper ist dahingehend gewachsen, daß „die Organe nichts anderes sind als die biologischen Instrumente des Ausdruckes, im Dienst eines inneren Wesens, von nicht meßbarem Wert und nicht berechenbarer Qualität", wie Maria Szepes formulierte. Und so können Störungen im Gefüge der Organarbeit verstanden werden als Mangel an Zusammenarbeit zwischen dem inneren Wesen und der äußeren Manifestation, der Persönlichkeit.
Der unglückselige Zustand des heutigen Medizinsystems ist seiner mechanistischen Denkweise zu verdanken, die meint, Symptombekämpfung sei gleichzusetzen mit Heilung des Menschen. Aber nichts anderes geschieht, als daß „sich das an einem Punkt 'geheilte' Krankheitssymptom an einem anderen wieder als anderes Notsignal entzündet." (Maria Szepes)
Darum die Forderung: „Gelehrte und große Ärzte müßten Physiker und Dichter sein. Denn was bringt es, das Leben zu verlängern, wenn es der Mensch nicht nützen kann! Die Medizin muß um die Technik des Glücks erweitert werden und muß die ästhetischen und moralischen Werte kennenlernen."

Nicht ein Sammelsurium von Organteilen, die nach Belieben und Nicht-Funktionieren ausgetauscht werden können, macht den Menschen aus, sondern er zeigt sich als ein lebendiges, empfindsames Wesensgewächs, welches sein sinnhaftes Dasein auf diesem Planeten zu entwickeln sucht. Seine Entwicklungs- und Rhythmusstörungen wollen in diesem Kontext gesehen und behandelt werden...

... Das Genie Hahnemanns tat einen Griff in die Schatzkiste des universalen Wissens. Er beförderte die Handhabung der Arzneien heraus, die durch den Vorgang des Potenzierens rückgeführt werden in einen vormanifesten Zustand. Die so befreiten Arzneikräfte können, vorausgesetzt, sie stehen in Resonanz, verkrustete und verbackene Strukturen auf der Ideen- und Planungsebene lösen. Auf diese Weise geschieht dem Menschen hinsichtlich einer Verzerrung seines göttlichen Ebenbildes Befreiung. Häufig nach einer Krise macht sich Erleichterung breit, die ungünstigen Sichtweisen wurden zerbrochen, die gefühlsmäßigen Verknotungen wurden durchschlagen, so daß die Seeleniformationen durchfließen können. Diese webt, einem inneren Heiler gleich, ein vollkommeneres Gewebe in die Persönlichkeitsstruktur des Menschen, welches dem inneren Bild, dem Urbild, so wie er gedacht ist, näherkommt.

Natürlich weist ein jeder Mensch eine ganze Reihe dieser Art Gewebefehler auf. Und natürlich können sie oftmals nicht mit einer Behandlung, sprich Hochpotenz einer Arznei, behoben werden. Sie brauchen geduldige und ausdauernde Beachtung in Form wiederholter Gaben von Arznei. Ebenso treten die Gewebefehler nacheinander zu Tage, so daß erst im Verlauf vieler Jahre, eigentlich des gesamten irdischen Lebensweges, die gröbsten davon mittels Arzneikräften gewandelt werden können.

So sollte Homöopathie nicht verstanden werden als eine Therapie-Form, die Symptome zunichte macht, sondern als eine wirksame Hilfe, die dem Menschen in seiner Höherentwicklung dient. Es versteht sich von selbst, daß dies nur ihm Rahmen der Möglichkeiten geschieht, die der jeweilige Mensch freiwillig zu gehen bereit ist.

Prentice Mulford schreibt: „Wo Leid ist, ist Irrtum - wo Schmerz ist, muß immer etwas falsch sein. Schmerz ist der Kompaß für das Kurshalten nach den Inseln der Seligen." Die Seelenkräfte rufen den Menschen auf, seine Ketten abzulegen, die er als Schmerz und Leid empfindet. Nach Befreiung von den Fesseln ist wieder Entwicklung und damit sinnerfülltes Leben möglich. Die Arznei wirkt hier als Katalysator, als Informationsimpuls. Das Kreisen des Gedanken- und Gefühlssumpfes wird durch Zufluß frischen Wassers belebt und erfährt so Erneuerung. Diese Erneuerung führt zum Abreißen des Schmerzmusters, Einsicht füllt den Raum des vorhergehenden Leid-Sees. Durch Einsicht wächst mehr Verständnis und Liebe.
Homöopathie kann in dieser Weise tatsächlich als „Homöopathia Divina" aufgefaßt werden, eine göttliche Heilkunst, die den abirrenden Menschen in die Ordnung des kosmischen Laufes zurückführt."

Ingrid Grebe

Tod eines Mitgliedes des Homöopathischen Hochadels

Eine Kriminalgeschichte aus den Tagebüchern des Homöopathen *Charles Grief (1874-1922),* der sich in seiner kargen Freizeit im Stückeschreiben versuchte.

Ausgegraben und übersetzt von *Ingrid Grebe.*

An dieser Geschichte, die ich nun erzählen möchte, ist nichts Besonderes. Sie könnte in jeder normalen englischen Familie vorgekommen sein.

Zur Einstimmung möchte ich gleich sagen, daß alles, was in dieser Erzählung vorkommt, außerordentlich britisch ist. Wenn Sie, ehrenswerter Leser, die Augen schließen und sich zu einer Gehirnkammer begeben, auf der *„Alles über englisches Leben, ob Vorurteil oder nicht"* steht, und die Tür dazu öffnen und hineinschauen, wissen Sie gleich, was ich meine.

Die Landschaft zum Beispiel ist englisch: flach und hügelig, Gras und Wälder, Moore und Sümpfe, Golf- und Poloplätze. Das Wetter ist besonders englisch: feucht, kühl und neblig; auf einen sonnigen Tag im Sommer folgt garantiert eine regnerische Woche.

Alte Burgen und Schlösser ragen dunstig aus dem Nebel heraus. Und in den umliegenden Parks kläffen des Nachts die Hunde. Die Personen, mit denen wir uns beschäftigen müssen, gehören durchweg dem englischen Landadel an. Diese Menschen haben Tradition, mit ihren Schloßgeistern bewohnen sie seit vielen Jahrhunderten die gleichen Gemäuer.

So dunstig die Landschaft auch ist, umso charakteristischer haben sich die Merkmale der Personen über Generationen hinweg ausgebildet: Große Nasen, abstehende Ohren, fahle Hautfarbe und stechende Blicke machen hier die unverwechselbaren Zeichen typisch englischer Aristokratie aus.

Wie das in allen Geschichten der Fall ist, sind die Charaktere der Personen reinweg erfunden, ebenso hat der Inhalt der Erzählung keinerlei Ähnlichkeit mit dem wirklichen Leben. So auch hier.

Ein Abend im September und eine Gesellschaft

Tags war die Sonne durch einen Nebelschleier gedrungen und hatte das Schloß der Mcpathicas in eine Märchenstimmung getaucht: Flirrende, gebrochene Strahlen hatten die alten Gemäuer scheu berührt, waren im Dunst verschluckt worden, hatten sich wieder hervorgewagt und schienen ins Fenster der erlauchten *Pulsatilla.* Die Hausherrin saß in einer Ecke ihres in Pastelltönen gehaltenen Zimmers und weinte.

Sie war eine so sanfte und angenehme Person, doch leider von wäßrigen Mentalität. Ein Produkt dieser sumpfigen Landschaft schien sie zu sein, aus der sie ab und an herausstieg, doch nach Konfrontationen mit den Unbillen des Lebens in Wassereimern von Tränen zerfloß.

Eben hatte *Aurum,* ihr Ehemann, der Earl of Mcpathica, einen sanften Tadel ausgesprochen. Schon war die Pulsatilla in Tränen ausgebrochen und auf ihr Zimmer geflüchtet.

Doch wenige Minuten später konnte man sie trällernd die Treppe hinunterhüpfen sehen. Ein paar tiefe Atemzüge am offenen Fensterhatten ihre Welt wieder in Ordnung gebracht. In einem rosenfarbenen Kleid widmete sie sich den Vorbereitungen der Abendgesellschaft.

In der Küche des Schlosses herrschte seit dem frühen Morgen ein geschäftiges Treiben. Die Köchin *Graphites,* eine korpulente Frau mittleren Alters, hat ihre Arbeitsunlust überwinden müssen. Seit Sonnenaufgang waren ihre schweren Tritte auf den Steinfliesen zu hören. Sie klapperte mit Schüsseln und Töpfen, hackte mit Messern auf Gemüse und Fleisch, schlug Eier und rührte in Bottichen Mehlleiber zu Kuchen und Brot.

Das Dienstmädchen *Sepia* hatte die Aufgabe, ihr zu helfen. Sie aber war erst gegen Mittag in der Küche erschienen, da sie am Morgen eine Kugel in ihrem Unterleib gefühlt hatte. Das machte sie noch träger, als sie ohnehin schon war. Auch konnte sie ihre Arbeiten nur im Sitzen, mit übereinander geschlagenen Beinen erledigen, da sie befürchtete, ihre inneren Teile zu yerlieren. Die *Graphites* konnte das schier zur Weißglut bringen, die Sepia jedoch nicht aus ihrem gleichgültigen Zustand heraus.

In seinen weißen Arbeitshandschuhen war der Diener *Arsen* unterwegs. Er prüfte die Sauberkeit in allen Räumlichkeiten. Zum hundertsten Male rückte er die Gemälde in der Ahnengalerie gerade, setzt die Kandelaber im Speiseraum an die richtige Stelle und zupfte an den schweren Damasttischdecken. Um die Mittagszeit gewann seine Aktivität unerträgliche Ausmaße. Er wanderte zwischen Herrenzimmer und Küche hin und her bürstete da die Garderobe seines Herrn, mäkelte dort an den Arbeiten der *Graphites* und der *Sepia* und jammerte über brennende Magenschmerzen. Von *Soda,* der Köchin, nahm er nichts, da er meinte, ihm könne sowieso niemand helfen.

Auch am Nachmittag hatte der Nebel Oberhand über Sonne und Helligkeit behalten.

Ihre Durchlaucht *Pulsatilla* hatte ihre Blumenarrangements fertiggestellt und ruhte sich ein wenig aus, indem sie ihre müden, geschwollenen Beine auf einen Sessel legte.

Graphites und *Sepia* waren mit Silberputzen beschäftigt. Man konnte ihr monotones Gewäsch aus der Geschirrkammer hören. Völlig erschöpft von der Tagesarbeit konnte der Diener seinem Ruhrbedürfnis nicht nachgeben, bis er nicht seine sieben Kinder gewaschen und frisch gekleidet hatte. So hatte er sich in den Dienstbotentrakt begeben. Seine Frau war gerade aus einem zerwühlten Bett aufgestanden. Wie immer sah sie zerzaust und schmutzig aus und verströmte einen üblen Geruch, als sie sich ihm näherte, um ihn mit einem Kuß zu begrüßen.

Ihr war immer zu warm, im Gegensatz zu ihrem Ehemann, und so trug sie fast nichts, außer ein paar undefinierbaren farbigen Lumpen um den Bauch und eine Brust.

Arsen war sehr unglücklich über diese Umstände. Er wußte, er würde sich nie mit ihrer Unordentlichkeit anfreunden können. Doch er liebte seine Frau und nannte sie zärtlich „meine Schwefelblüte“.

Die Kinder hopsten, tanzten, sangen, diskutierten und stritten den ganzen Tag. Sie liebten es, nackt zu sein. Ihre Haare waren feuerrot, ihre Haut war von Ekzemen übersät. Sie waren allesamt glückliche Abkömmlinge ihrer Mutter und fühlten sich überaus wohl. Als einziges verabscheuten sie das Waschen, was der Vater gerade mit einem der Kinder versuchte. Trotz des Geschreis, das dadurch entstand, unterbreitete Frau *Sulphur* seelenruhig ihrem Mann ihre neuesten Pläne für die Zukunft.

Arsen hörte gar nicht erst zu, er wußte, daß ihr ohnehin der Wille zur Durchführung fehlen würde.

Viel gutes Zureden bedurfte es, um die Frau zum Ankleiden zu bewegen. Sie sollte bei der Bedienung der Gesellschaft am Abend helfen. Schließlich war sie fertig und trug Kleidung in den unmöglichsten Farbzusammenstellungen. *Arsen* war wie immer peinlich berührt. Sie aber fand sich schön, und dabei blieb es.

Der Nachmittag hatte sein Haupt dem Abend zugeneigt. Dieser übernahm den Part mit Einbruch der Dunkelheit.

Die Gaslampen im Schloß wurden angezündet und verbreiteten ein weiches Licht in den hohen Räumen. Kostbare Möbel und Teppiche füllten sie aus. Eine sonderbare Mischung aus englischer Geschmacklosigkeit und orientalischer Vielfalt und Buntheit hatte sich hier breitgemacht. Doch der gute Duft von Tradition und Vermögen gestaltete die Atmosphäre angenehm, ja anheimelnd.

Die Nebel zogen um die alten Mauern, spannen ihr Gewebe wie Spinnenfinger. Ein halber Mond mühte sich durch das Grau, wurde aber nur von den Eulen geahnt, die dabei waren, ihr Gewölle auszuspeien.

Dann kam ein bißchen Wind auf und wirbelte die Nebelfäden durcheinander. Er fegte ein wenig atemlos am Fenster des Hausherrn Aurum vorbei, dessen Zimmer hell erleuchtet war. Man konnte ihn sehen, wie er gewichtig hinter einem gewaltigen Schreibtisch saß und offensichtlich dabei war, seinen Geschäftspartner, die herzogliche Abstammung Herrn *Calcium carbonicum*, abzukanzeln.

Herzog *Calcium* konnte Mitleid erwecken, wie er so dastand. Die krummen, dünnen rachitischen Beine trugen seinen massiven Körper kaum, der vorwiegend aus einem großen, aber schlaffen Bauch bestand. Ein runder Kopf stak auf einem kurzen Hals, die Gesichtsfarbe kalkig, waren die blauen Augen unterwürfig zu Boden gesenkt. Er sah aus wie ein gutmütiger, bläßlicher Vollmond, nur etwas schlapp, als hätte man die Luft aus ihm herausgelassen. Verzweifelt suchte er in seinem Kopf nach Argumenten, um die Vorwürfe des Earl zu entkräften. Doch ging bei ihm alles langsamer vonstatten als bei anderen Menschen. Und so fiel ihm nichts ein. Aber er wußte, er würde die halbe Nacht wachliegen und sich mit den vortrefflichsten Antworten beschäftigen. So stand er einfach nur da und schwitzte heftig am Kopf.

Der Earl *Aurum* hatte einen seiner schlechten Tage. Er litt an Rheuma, und es war ihm so, als würde jemand mit dem Messer an seinen Knochen entlangschaben.

Er fühlte sich in einer schwarzen Wolke versacken, wenn er begann, über sein Leben nachzudenken: Für seine geschäftlichen Unternehmungen befürchtete er nur das Schlimmste, die Langsamkeit diese *Calcium* würde ihn in den Wahnsinn treiben und seine Familie würde ihn an den Rand des Grabes bringen.

Seine Frau war ein Kindskopf. Unfähig, vernünftige Entscheidungen zu treffen, wollte sie ihn während des abendlichen Mahles neben die Prinzessin *Stramonium* plazieren.

Nun war diese Prinzessin eine durch und durch verrückte Person. Zwar war sie einer direkten Linie des Königshauses entsprungen. Das machte sie immerhin gesellschaftsfähig. Bedauerlicherweise aber hatten die inzestuösen Vorlieben ihrer Vorfahren ihre Gene so gehörig durcheinander gewirbelt, daß ihr statt einer Krone eine Irrenhauskappe besser zu Gesicht gestanden hätte.

Aurum seufzte, als er an die Szene mit seiner Frau dachte, die durch diesen Vorschlag entstanden war. Pulsatilla heulte wegen jeder Kleinigkeit, und so hatte es sich auch diesmal nicht vermeiden lassen.

Waren seine Schmerzen am Tage erträglich gewesen, hatten sie zum Abend hin an Intensität zugenommen, besonders als er seinen Sohn *Agnus Castus* in der Kirche entdeckt hatte. *Agnus* hatte dort im Schlafanzug gesessen und der *Sepia* schöne Augen gemacht. Er stärkte sich gerade mit starkem Kaffee und rauchte diese unsäglichen selbstgedrehten Zigaretten.

Der Earl kochte immer noch vor Wut. Sein einziger Sohn, sein eigen Fleisch und Blut ein Nichtsnutz, Spieler, Alkoholiker und Frauenjäger!

Kaum hatte er sich vom Anblick seines Sohnes erholt, als er im Park den titellosen *Nux vomica* entdeckte, der sich dort mit seiner Tochter *Natrium muriaticum* verlustierte.

Aurum schnappte innerlich nach Luft. *Nux* war einer dieser Emporkömmlinge. Alles, was bei seinem Geschäftspartner *Calcium* zu langsam vor sich ging, lief bei diesem *Nux* zu schnell ab: schnelle Karriere, hastiger Konsum und Vergnügungen, nun auch noch mit seiner Tochter *Natrium,* dieser sensiblen Nelke. Ständig verliebte sie sich in einen dieser unreifen Jünglinge, die sie nach kurzem Stelldichein wieder verließen. Und dann konnte sie es nicht verwinden, saß tagelang wie eine Salzsäule in der Ecke, ohne eine Träne zu vergießen. Sie saß dort mit austerhaftem Gesicht, bis ihr der nächste dieser Tunichtgute über den Weg lief.

Aurum rieb über seine schmerzenden Knochen. Er fühlte sein Herz wie einen Klumpen Blei in der Brust liegen. Die Schwärze um ihn wurde dichter, als er auch noch an seine Schwester, die Baronin *Lachesis Muta*, dachte.

Die Baronin war eine alleinstehende Frau. Seit kurzem war sie verliebt. Aber nicht in einen seiner seriösen Geschäftspartner oder Freunde, wie es für eine Dame von Stand angemessen gewesen wäre. Die Dienstmagd *Sepia* hatte es ihr angetan. Gott sei Dank merkte es diese Person nicht einmal. Dennoch war ein Skandal nicht auszu schließen. Der Earl kannte seine Schwester nur zu gut. Sie hatte, wie er selbst, das syphilitische Temperament ihres Vaters, des Barons Luesinum geerbt. Die Baronin würde bis zum Äußersten gehen. Ihre Leidenschaft mähte alles nieder, was sich ihr entgegenstellte.
Endlich war derAbend doch noch so weit gediehen, das sich die geladenen Gäste im Eßraum versammeln konnten.

Der titellose *Nux* nahm weiterhin die erlauchte *Natrium mur*. in Beschlag, die mit der angemessenen Hamburger Steifheit sein Werben honorierte. Prinzessin *Stramonium* war soeben eingetroffen. Sie sagte beim Betreten des Zimmers ein Gebet auf. Dann stand sie mit glänzenden Augen mitten im Raum und betrachtete den riesigen messingnen Lüster, der von der Decke hing. Ihr Kopf zuckte unwillkürlich hin und her.
Gleich hinter ihr schlich *Agnus* ins Zimmer. Er hatte sich ein wenig zurechtgemacht. Doch selbst der Maßanzug und das blütenseidene Hemd konnten seine heruntergekommene Konstitution nicht verbergen. Er ging leicht gebeugt, die Kleidung hing wie ein Sack über seinem ausgemergelten Körper, sein Gesicht war fahl, gezeichnet von tiefen, scharfen Linien.

Agnus begrüßte die Prinzessin überschwenglich.
Voraussichtlich würde das Feuer seiner Inbrunst für die Dame allerhöchstens zu einer angeregten Konversation ausreichen. Sein Lebenswandel hatte die Lebenskraft ausgebrannt.

Schnell hintereinander hatten die anderen Gäste das Speisezimmer betreten. Frau *Pulsatillas* Bäckchen glühten, als sie herunterkam und sich zu Herzog *Calcium* gesellte. Dieser hatte seine normale Gesichtsfarbe noch nicht wiedergefunden. Allerdings hatte er Eier, seine Lieblingsspeise, auf dem Speiseplan entdeckt, was seine Lebensgeister anzuregen begann.

Selbst der Pudel *Ignaz* hatte sich eingefunden. Er hatte den Tag über im Park auf Mäusejagd verbracht - erfolglos - und brachte einen ordentlichen Appetit mit. Aufgeregt raste er von einem zum anderen und ließ ein piepsendes Bellen vernehmen. *Ignaz* hatte immer einen hysterischen Kloß im Hals, der ihn außerordentlich beunruhigte und der nur verschwand, wenn er große Mengen von Käse verspeiste. Nachdem er alle begrüßt hatte, legte er sich zitternd unter einen Stuhl und seufzte tief und ausdauernd.

Wie eine Walküre rauschte die Baronin *Lachesis* in den Saal. Ihr blaurotes, kongestioniertes Gesicht wandte sich sogleich lüstern *Sepia* zu, die dabei war, die Suppe aufzutragen. Sofort war ihr viel zu heiß, die Kleidung lag ihr wie ein Papier um den Körper. Sie riß sich ihr Bolero vom Leib und ließ sich in einem tief dekolletierten Kleid sehen, das mehr entblößte als verdeckte. Als *Sepia* vorbeiging, konnte sie sich nicht beherrschen und kniff ihr mit zynotischen ring- und kettenbehangenen Fingern in den Po.

Die anämische Nelke *Natrium* hatte bereits eine Flasche Sprudel ausgetrunken, ihre Mutter dagegen nur einen Schluck des gereichten Weins genommen, als der Hausherr erschien. Er grüßte knapp und setzte sich gleich zu Tisch. Sofort zitierte er die Köchin *Graphites* herbei, die endlich beginnen sollte, die Suppenteller zu füllen.

Der Graf *Phosphor* kam natürlich zu spät. Die Dämmerung hatte ihm wieder einmal zugesetzt. In seinem Zimmer hatte es geradezu von Geistern gewimmelt, die ihn aus den Ecken heraus anstarrten. Diese kritische Zeit hatte er unter der Bettdecke verbracht. Erst in der Dunkelheit fühlte er sich etwas besser und konnte sich auf den Weg machen.

Er kam völlig abgehetzt und erschöpft an. Es hatte angefangen zu donnern und zu blitzen. Das hatte ihn in höchste Panik versetzt.

Der Graf *Phosphor* war ein hochgewachsener, junger, schlanker Mann mit langen, seidigen Wimpern und Glotzaugen. Artig neigte er sich über die Hand der erlauchten *Pulsatilla*. Prompt wurde er feurig rot, was ihm absolut peinlich war. Hastig setzte er sich auf seinen Platz und trank mit einem Zug ein eisgekühltes Bier, bevor er sich der Suppe zuwendete.

Die Gesellschaft sprach dem Essen und dem Wein gut zu. Dies waren Fähigkeiten, die keiner Konversation bedurften. Nur die Schwester des Earl, die Baronin *Lachesis*, redete unablässig und kam dabei vom Hölzchen aufs Stöckchen. Sie konnte auch nicht innehalten, wenn ihr Mund voll mit Essen war. Keiner hörte ihr zu, woran sie schon gewöhnt war und was sie nicht davon abhielt zu sprechen. Ihr Busen wogte, und wegen der mangelnden Luftaufnahme war ihr Gesicht noch bläulicher als sonst.

Gott sei Dank saßen der Graf *Phosphor*, die Nelke *Natrium* und der titellose *Nux* an einem Ende des Tisches, so daß Salz und Pfeffer nicht ständig hin- und hergereicht werden mußten. Sie schütteten sich ganze Schichten davon auf die Teller. Dabei tranken der Graf und die *Natrium* ordentliche Mengen kalten Bieres, während sich *Nux* an den Whisky hielt. Er erzählte ein paar Witze, die er von seinen Geschäftskollegen gehört hatte. Durch den Alkohol hatte sich die kristalline Struktur der erlauchten *Natrium* etwas aufgelöst und so lachte sie unbotmäßig laut, noch bevor *Nux* zur Pointe gelangt war.

Angus aß fast nichts. Er kostete ausgiebig den Wein und den Cognac. Außerdem verschlang er Prinzessin *Stramonium* mit Blicken.

Frau *Pulsatilla* hatte dem Pudel die ganze Käseplatte unter den Tisch gestellt. Dem Himmel sei gedankt, der Earl hatte dies nicht gemerkt. Er besprach noch einige ge schäftliche Modalitäten mit seinem Partner *Calcium*, der dadurch von seinem Eiersalat abgehalten wurde. Dafür schüttete sich dieser literweise Milch in seinen blassen Mund.

Die Prinzessin hatte Schluckauf bekommen. Sie hatte zu schnell vom heißen Kaffee getrunken. Mit ihren übermäßig weiten Pupillen und der hektischen Röte auf den Wangen sah sie wirklich irre aus.

Das Gewitter kam näher. Heftige Blitze zuckten um das Schloß. Der Donner rollte und grollte. Der Wind begann um die Mauern zu heulen, und die ersten Regentropfen klatschten gegen die Fenster.

Es war beim Kaffee, als plötzlich die Gasbeleuchtung erlosch und die Gesellschaft im flackernden Licht weniger Kerzen blieb. Eine gespenstige Atmosphäre entstand. Natürlich fing Graf *Phosphor* heftig an zu zittern und rückte in seiner Angst näher an *Pulsatilla* heran.

Der Earl brüllte nach dem Diener, daß dieser sich um das Licht kümmere. Dann schrie er seine Frau an. Sie hatte mitfühlend die Hand des Grafen in die ihre genommen. Erschrocken zuckte sie nun zusammen und brach in bitterliches Weinen aus. Der Diener rannte unruhig auf und ab. Er konnte die Ursache des Defektes nicht ausmachen. Daraufhin fing der Earl *Aurum* zu toben an und sprang heftig von seinem Stuhl auf. Der Kerzenleuchter auf dem Tisch kippte um, und so erlosch auch dieses Licht.

Gleichzeitig tobte das Unwetter draußen richtig los. Ein greller Blitz sauste in die gespenstische Szenerie des Schlosses wie ein schreckliches Schwert. Im selben Moment folgte ein ohrenbetäubender Knall. Die Fenster im Speiseraum sprangen auf, ein wilder Sturm fegte herein, und die letzten Kerzen erloschen.

In das Dunkel hinein bellte Ignaz in verzweifelter Tonlage. Fräulein *Stramonium* betete laut ein Vaterunser, die Magd *Sepia* kreischte los. Man konnte den dumpfen Knall vernehmen, auf den ein schwerer Schlag wie ein Fall von einem Gegenstand folgte.

Nun konnte sich auch *Natrium* nicht mehr beherrschen. Sie schrie los, woraufhin *Nux* ihr eine Ohrfeige verabreichte und sie zum Verstummen brachte.

Nach einer Weile, die wie eine Ewigkeit schien, in der der Wind unablässig ins Zimmer fegte, die Blitze am Fensterbrett leckten und Donner und Heulen des Sturmes sich vermischten zu einem orkanartigen Sausen, ging die Gasbeleuchtung mit einem Schnappen wieder an.

In dieser überraschenden Helligkeit bot sich ein unglaubliches Bild: die Tische umgestoßen, die Speisen vermengt mit dem Rosenmuster des Teppichs, darüber wie Schokoladenstreusel Blätter, die der Wind hereingefegt hatte. In dem wilden Durcheinander kniete die Prinzessin und betete zum Kronleuchter. Frau *Pulsatilla* saß in sich zusammengesunken, weinend. Der Titellose und die Nelke lehnten engumschlungen an einer Wand. Die Schultern *Natriums* zuckten. Herzog *Calcium* blickte erschüttert auf die Reste des Eiersalates, der mit Blumen und Kerzenwachs vermengt ein buntes Chaos bildete.

Die Dienerin *Sulphur* schlurfte herein und schloß die Fenster. Daraufhin beruhigten sich alle und schauten nach dem sehr ruhigen Earl *Aurum,* der am Boden in einer Blutlache lag. Seine Augen waren weit geöffnet, die Pupillen starr, er sah richtig tot aus.

Sofort begann der Tumult von neuem. Schreien und Schluchzen vermischten sich mit den Rufen nach einem Arzt.

Der Earl war unwiderruflich verschieden. Der Arzt fand einen Schußkanal in seinem Kopf, der nur von einer Kugel herrühren konnte.

Der herbeigerufene Kommissar entdeckte die Pistole schließlich unter dem Eiersalat.

Pulsatilla mußte weggebracht werden. Man mußte befürchten, daß die Sturzbäche von Tränen, die unablässig aus ihren Augen rannen, das Speisezimmer unter Wasser setzen würden.

Das Fräulein *Natrium* war nicht vernehmungsfähig. Sie saß steif wie ein Ladestock auf einem Stuhl und schwieg.

Nux vomica saß daneben und weinte, ihm tat alles fürchterlich leid.

Agnus castus war völlig zusammengebrochen. Er wurde ins Bett gebracht und mit einer Morphiumspritze versorgt. Das zauberte ein seliges Lächeln auf seine ausgemergelten Gesichtszüge.

Arsen rannte in verzweifelter Todesangst umher. Es war ihm unmöglich, alleine zu bleiben. Immer wieder ließ er sich erschöpft und jammernd in einen Sessel fallen, um wieder aufzuspringen und den Kommissar um Polizeischutz anzuflehen.

Von der Baronin *Lachesis* wurde der Kommissar mit Schimpfsalven und Vorwürfen empfangen. Sie riß an ihrem Dekollete, ihre Zunge sprang wie ein Fohlen in ihrem Mund herum. Gott sei Dank, keuchte sie, habe sie nichts vom Kaffee genommen, da sei das Gift gewiß drin gewesen.

Die einzige, die sich amüsierte, war *Sulphur*, die Dienerin. Sie entwickelte Theorie über Theorie und bot sich dem Kommissar als Spürnase an.

Beim Aufräumen fand man den Grafen *Phosphor* und den Pudel unter einem Stuhl. Man mußte dem Grafen von verschiedenen Seiten beteuern, daß das Gewitter vorüber sei. Schließlich kam er hervor und fiel aus allen Wolken, als er von dem Mord vernahm. Doch hatte er sich soweit erholt, daß er den erneuten Schock gut verkraftete und sich mitfühlend dem Leid der Familie zuwandte.

Der Kommissar *Staphisagria* nahm den Fall auf. Die Vernehmung der anwesenden Personen und die ballistischen Untersuchungen erbrachten folgende Ergebnisse: Der Earl of Mcpathica war aus nächster Nähe erschossen worden. Die einzigen Fingerabdrücke stammten vom Earl selbst.

Offensichtlich hatte der Mörder dem Toten die Pistole in die Hand gepreßt, um einen Selbstmord vorzutäuschen.

Theoretisch hätte jeder der anwesenden Personen den Mord begehen können. Durch den Tumult, der während des Unwetters entstanden war, ließ sich im nachhinein nicht mehr feststellen, an welcher Stelle sich die einzelnen Personen zur Tatzeit befunden hatten.

Der Kommissar lernte die Anwesenden sehr gut kennen. Auch heftigsten Beleidigungen war er ausgesetzt, insbesondere von der Baronin *Lachesis* und *Natrium*. So wuchs im Verlauf der Vernehmungen ein unangenehmes Gerstenkorn. Trotz dieser Behinderung funktionierte sein Denkapparat gut, und er stellte folgende Liste von Verdächtigen zusammen:

Man findet eine Kugel im Kopf des Herrn Aurum, der urplötzlich von den Lebenden zu den Toten geschritten ist.

Wer könnte welche Motive gehabt haben, Herrn Aurum zu töten?

Frau Pulsatilla	wird ständig von Ihrem Mann gedemütigt.
Herr Calcium	muß alle geschäftlichen Mißerfolge und Fehler ausbaden.
Herr Agnus castus	wird ständig wegen seiner Lebensweise gemaßregelt, leidet unter Geldmangel.
Fräulein Nat.m	wird permanent von ihrem Vater wegen ihrer Liebeleien gehänselt und gedemütigt.
Herr Nux vomica	hat die Tendenz, alles zu übertreiben.
Fräulein Stramonium	ist eine verrückte Person.
Frau Lachesis	ist voller Blutwallungen, Leidenschaft und enttäuschter Liebe. Sie hatte mit ihrem Bruder eine heftige Auseinandersetzung.

Herr Arsen	selbst eine starke Persönlichkeit, kann es schlecht vertragen, wenn man ihn ungerecht behandelt.
Frau Sulphur	hat hochfliegende Zukunftspläne und braucht Geld
Frau Graphit	ist sehr verletzt, sie hat es Herrn Aurum nie recht machen können.
Frau Sepia	ist im Grunde alles gleichgültig, sie möchte nur in Ruhe gelassen werden.
Herr Phosphor	hat ein heftiges Temperament und ist sehr mitfühlend.
Pudel Ignaz	seufzt viel.

Der Kommissar löste den Fall auf die ihm gewohnte Weise: Nachdem er alle Fakten säuberlich in sein Notizbuch eingetragen hatte, bestellte er alle Verdächtigen in den Salon. Als dort endlich jeder einen Platz gefunden hatte und leidliche Ruhe eingekehrt war (die Nelke *Natrium* wurde immer wieder von Weinkrämpfen geschüttelt), blickte der Kommissar einmal geräuschlos in die Runde. Dann legte er sein Notizbuch geöffnet vor sich, vergegenwärtigte sich noch einmal alle gesammelten Indizien, während er zum *„Handbuch für den erfahrenen Kriminalisten"* griff. So im Buch blätternd, im Hirn vergleichend, repertorisierte er den Fall rasch durch.

Das meuchelnde Element war nur bei folgenden Personen enthalten: *Arsen, Calcium, Lachesis, Nux vomica, Phosphor* und *Stramonium.*

Der Kommissar schloß *Arsen* von dem Verbrechen aus, dieser schlotterte nachweislich immer noch vor Todesangst. *Calcium* war ebenfalls der Verdächtigung enthoben. Er war zum Zeitpunkt des Geschehens nur von einem Gedanken besessen: wie er, ohne aufzufallen, die ganze Schüssel mit dem guten Eiersalat verspeisen könnte. *Phosphor* schied aus: Der Gute war schlichtweg vom Gewitter paralysiert gewesen. Die unbändige *Stramonium* schließlich, übrigens gar nicht anwesend, da in einem behütenden Haus untergebracht, war zu verrückt, eine geplante Tat zu begehen. So blieb noch *Lachesis* und *Nux vomica* aus dem Kreise der Anwesenden als Verdächtige übrig. Der Kommissar erläuterte seine Beweisführung. Unter diesem Druck brach es aus der blassen *Natrium* heraus: Sie sei zum Zeitpunkt der Dunkelheit mit Herrn *Nux* in einem innigen Kusse verstrickt gewesen. Dieser könne unmöglich ihren werten Vater umgebracht haben. Nun, das war glaubhaft genug. Richtete sich nun die Aufmerksamkeit auf die Baronin *Lachesis,* die vor lauter Wut fast blau im Gesicht war ob dieser Anschuldigung. Schließlich erleichterte sie sich in einem grandiosen, nicht enden wollenden Wortschwall. So ging es nicht weiter, jeder spürte das. Der Kommissar konnte sich nur mit einem donnerndem „Ruhe" Gehör verschaffen (sein Gerstenkorn begann sogleich wieder zu schmerzen). Während er sich über seinen Schnurrbart strich, entlastete er die Baronin mit dem Hinweis, wie jeder wisse, habe sie zwei linke Hände, und diese wären nicht in der Lage, eine Pistole zielsicher zu bedienen.

Nachdem nun ein Aufatmen durch die Runde ging und dann einem Staunen Platz machte, wie es nun alles ausgehen möge, blätterte der Kommissar ein letztes Mal in seinem *„Handbuch für erfahrene Kriminalisten"*. In der Rubrik „Selbstmord durch Erschießen" fand er den endgültigen Beweis, daß der bedauernswerte Earl durch eigene Hand zu Tode gekommen war.

So endet nun diese Geschichte, und das Ergebnis war, daß das Gerstenkorn des Kommissars *Staphisagria* zu einem Stecknadelkopf schrumpfte.

Kleiner Nachtrag von der Übersetzerin.

Den Leser interessiert immer, was aus den Figuren der Geschichte geworden ist. Da mich das auch neugierig gemacht hat, habe ich einige Nachforschungen angestellt unter dem Motto: „Und wenn sie dann gestorben sind, wo leben sie denn heute?"

Pulsatilla wählte New York und arbeitet als Tai-Chi-Lehrerin. Sie ist sehr bekannt dort und hat eine Menge Zulauf von Leuten, die diese Methode und Philosophie der sanften Bewegung erlernen möchten. Nach den Erfahrungen vormaligen Lebens hat sie eine Abneigung gegenüber einer festen Bindung entwickelt. Sie lebt mit Freunden in einer Fabriketage.

Phosphor wurde in Dresden wiedergeboren. Er nutzte seine paranormalen Fähigkeiten, um dem damaligen Regime in einem günstigen Moment durch eine Flucht nach Berlin zu entkommen. Er verdient seine Brötchen als Hellseher und lebt in der Schweiz.

Auch *Calcium carbonicum* und *Graphites* haben ihre Gewänder getauscht. Nach einigen Jahren Zusammenlebens mit einem bekannten Guru haben sie ein Makrobiotik-Zentrum in Berlin eröffnet, das sich zunehmender Beliebtheit erfreut.

Etwas schwieriger war es, *Natrium muriaticum* ausfindig zu machen. Schließlich entdeckte ich sie an einer kleinen Universität in England, wo sie als Archäologie-Professorin lehrt. Sie lebt sehr zurückgezogen, fährt regelmäßig ans Meer, was ihr gut tut. Im Moment unterzieht sie sich einer Psychoanalyse nach Jung.

Nux vomica wurde in eine bekannte Autohersteller-Firma in Japan hineingeboren. Er leitet heute den Konzern. Seine Frau *Aurum* wird allerdings als das Herz der Firma angesehen. Aufgrund der traditionellen Rolle der Frau in Japan tritt sie wenig öffentlich in Erscheinung. In ihrer Freizeit, so habe ich erfahren, beschäftigt sie sich mit Fechten und Schattenboxen.

Agnus castus kam in Italien als Sohn eines Weinhändlers nieder. Er studierte Theo-

RAVI ROY

Lehr- u. Forschungsinstitut für Homöopathie

Hörnleweg 36, 82418 Murnau, Tel.: 08841-4455, Fax: 08841-4298

Der Ruf vieler Menschen nach einer Heilkunst, die wirklich befriedigende Resultate bringt, ist sehr laut geworden. Das Ähnlichkeitsgesetz wurde von der Natur geschaffen und von Hahnemann für die Menschheit in der Wissenschaft der Homöopathie verankert und anwendbar gemacht. Es erfüllt auf besondere Weise die Sehnsucht der Menschen nach einer Vereinigung zweier, nur scheinbar gegensätzlicher Bereiche unseres Daseins - Wissenschaft und Glauben. Wir wollen mit diesem Institut und dem angeschlossenen Lage & Roy Verlag und der Versandbuchhandlung, eine breitere Basis für die Homöopathie schaffen, neue Therapeuten ausbilden und bieten bereits praktizierenden Therapeuten die Möglichkeit, ihre Kenntnisse zu vertiefen und in einen Erfahrungsaustausch zu treten. Auch der Dialog mit anderen Therapieformen spielt eine wichtige Rolle.

Der Lehrbereich des Institutes umfaßt Grundausbildung, Fachfortbildung sowie Hospitieren. Besonderer Wert wird auf die Miasmenlehre Hahnemanns gelegt. Wir forschen über spezifische homöopathische Vorgehensweisen bei schwierigen Krankheitszuständen, befassen uns mit Prüfungen und der klinischen Erprobung neuer Mittel, insbesondere der Impfnosoden. Ein Kursteilnehmer, selber praktizierender Heilpraktiker, über die Ausbildung in den „Berliner Heilpraktiker Nachrichten" (4/92):

„Die Sichtweise Ravi Roys empfand ich als sehr erleichternd, befreiend und wegweisend. Wegweisend insofern, als daß er uns aufforderte selbst zu Wissenschaftlern zu werden, offen zu sein, unvoreingenommen wahrzunehmen, den Mut zu haben, auch gegen scheinbar herrschende Meinungen zu denken und zu leben. Erstmals hörte ich in einem Kurs eine plausible Erklärung der LM-Potenzen. Ravi Roy legte sehr überzeugend dar, unterstützt durch Fälle aus der Praxis, warum und wie er mit LM-Potenzen besonders im chronischen Erkrankungsbereich arbeitet, wie die Reaktionen zu beurteilen und welche Regeln bei der Verordnung und Einnahme zu beachten sind.
Noch nie habe ich eine derart plastische und dennoch von großer Erfahrung, Praxisnähe und Genauigkeit gespickte Darstellung eines Arzneimittelbildes erlebt. Ravi Roy setzte Akzente, die den Weg zu den Quellen weisen, ohne für das Neue verschlossen zu sein. Nach diesem Kurs hatte ich keinen Zweifel mehr, die Kunst der Homöopathie wirklich erlernen zu können."

Similia
similibus
curantur

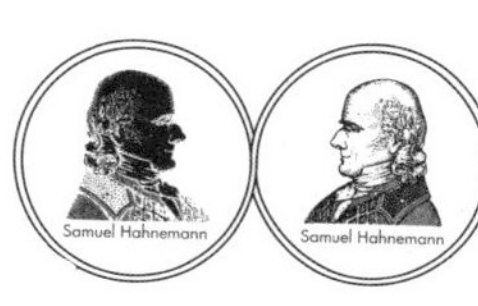

Ähnliches
wird durch
Ähnliches geheilt

logie und lebt in Assisi als Priester im Kloster des heiligen Franziskus.

In Köln dann konnte ich *Sulphur* ausfindig machen. Immer schon von den Beweggründen der menschlichen Psyche fasziniert, beschäftigte sie sich seit den Sechziger Jahren mit Psychologie. Allerdings konnte sie sich nie zu einem ordentlichen Abschluß an einer Universität aufraffen. Sie schwankte dann, ob sie nicht in den Gärtnerberuf einsteigen sollte. Dank eines Homöopathen, den sie wegen eines Ekzems konsultierte, kam sie auf die Füße und leitet heute ein Zentrum für Astrologie.

Ihr Sohn *Arsen* hilft ihr, systematischer und konzentrierter zu arbeiten. Obwohl erst acht Jahre alt, berät er sie bereits jetzt, was organisatorische Belange angeht.

Stramonium führt inzwischen ein grundsolides Leben in Norwegen. Sie arbeitet in einem Lampengeschäft als rechte Hand des Chefs.

Staphisagria, der damals den ganzen Fall aufgeklärt hatte, hat sich nur geringfügig umorientiert. Er fahndet heute für seine Patienten nach einer passenden Arznei. Er ist Homöopath und lebt mit seiner Frau *Sepia* in einem kleinen Ort nahe München. *Sepia* fand nach ein paar hochpotenten Kügelchen zu ihrer wahren Bestimmung. Sie hat vier Kinder geboren und betreibt eine Bauchtanz-Schule. Vorwiegend gestreßte Hausfrauen und Mütter lernen hier wieder Zugang zu ihrem Bauch und ihren Gefühlen zu gewinnen.

Lachesis und *Ignaz,* der Pudel, sind bisher auf der Lebensbühne nicht wieder in Erscheinung getreten. Sicher warten sie auf eine günstige Gelegenheit, eine Rolle im Lebensdrama übernehmen zu dürfen.

ENDE OFFEN